MHL

メンタルヘルス・ライブラリー **40**

精神医療運動史
精神医療から精神福祉へ

●浅野弘毅 ·· 著

批評社

＊装幀──臼井新太郎

はしがき

　わが国における精神医療は、対象を長いあいだ精神疾患患者に対する狭義の医療に限定してきた歴史があります。また精神障害者の福祉は、各種障害者の福祉のなかでもとりわけ立ち遅れが目立っていました。精神障害者が快復してから住むところ、働くところの保障もされていませんでした。さらに、精神障害者に対するいわれなき偏見と差別もあい変わらず続いています。

　一方、法制度上は、精神衛生法および精神保健法から精神保健福祉法に、さらに障害者基本法および地域保健法から障害者総合支援法へと歴史的な転換が図られてきました。

　精神保健福祉法は障害者基本法および地域保健法の趣旨と軌を一にしており、法には精神障害者の社会参加と自立、福祉施策の充実が謳われました。遅きに失したとはいえ、それまでの福祉施策があまりに貧困であったことを思えば大きな進歩でした。また、施設福祉から地域福祉への第1歩が踏み出されたとも言えます。

　この間の歴史をふり返ると、「医療」と「福祉」をめぐる論争の転換点は精神保健福祉法成立にあったことが分かります。

　精神保健福祉法成立以前の、「中間施設」論争および「精神障害者福祉法試案（全家連）」論争では、医療的色彩の薄い福祉施設への収容は、精神障害者から医療を奪うものであり、終末施設になるという批判が主流を占めていました。

　精神障害者は生涯にわたり「医療の傘」のもとに置かれるべきであると

して、精神科医の側に、精神障害者を「医療」から「福祉」に手渡すことに根強い抵抗があったのです。

そして、障害者総合支援法をめぐっては、「医療」の欠落した「福祉」はありえないというのが医療関係者の共通認識でした。もはや「医療」か「福祉」かという議論そのものが影をひそめました。法の基本的性格が問われないまま、「福祉の拡充」が声高に主張されたのです。

「医療」と「福祉」をめぐる過去の論争は超克されたのでしょうか、あらためて問い直してみたいと思います。

かつて、精神科におけるリハビリテーションが、精神病院内の作業療法・生活療法にかぎられていた時代がありました。閉鎖的な環境下で行われるさまざまな働きかけは、かかわる人の善意とは別に、結果的に対象者にとって好ましくない弊害を生むことも、しだいに明らかになりました。そうした経験から、病院内の各種療法について根底的な見直しと反省が行われたのです。

リハビリテーション活動が病院内に押し込められていたのには、それなりに理由がありました。精神の障害は疾患であるから、狭義の医療を最優先すべきであるという考え方が古くから牢乎として続いていました。そのため、病院収容と身体療法・薬物療法が積極的に行われたのです。急性期の治療にはこの手法で勝利を収めたかにみえましたが、慢性期では長期収容の弊害と薬物療法の副作用が目立つようになってきました。

くわえて、医療の場であるはずの病院は、1960年代に進められた増床計画により、人材の育成と配置を伴わないまま進行し、慢性的な職員不足となり、病院は巨大な収容所と化していったのです。その結果、精神病院の現場は荒廃し、不祥事件が陸続と発生することになりました。多発する精神病院の不祥事件にたまりかねて、日本精神神経学会理事会が緊急声明を発したのもこのころのことでした。

その後、在院期間を短くする努力を積み重ねたところ、精神障害者は

地域でそれぞれの人生を歩むことができることが知られるようになりました。

　そうした知見から、あらためて精神障害者の障害とは疾患なのか、障害なのかという議論が活発化しました。精神障害の場合には疾患と障害が共存していること、精神障害者も日常生活レベルでは生活のしづらさを通して障害の自覚を有していること、リハビリテーション過程で具体的な個人と相互的・親和的な関係を取り結ぶ経験をもつことによってリカバリーが可能となっていくことなどが、少なくとも共通の経験として語ることが出来るところまで到達したのです。

　こうした治療者側の認識のゆるやかな転換は、精神障害者が病院から出て地域で暮らしはじめ、一人ひとりの生活をデイケア・共同作業所・グループホーム・自助グループなどで支援する経験の蓄積があったればこそできたことなのです。

　今日、精神の障害の捉え方にも大きな変化が起こっています。

　厚生労働省は、2004（平成16）年に「精神保健医療福祉改革ビジョン（改革ビジョン）」をとりまとめました。

　「改革ビジョン」は「入院医療中心から地域生活中心へ」という基本理念を掲げ、10年間に「受入れ条件が整えば退院可能」ないわゆる「社会的入院患者」7万2千人を退院させるという方針を明らかにし、あわせて必要とされる社会復帰施設等の整備を図ることを明言しました。

　病院から地域への移行をめざすには社会復帰施設の増設だけでなく、積極的な退院促進プログラムが必要です。

　厚生労働省は2003（平成15）年から「精神障害者退院促進支援事業」を、そして2008（平成20）年から「精神障害者地域移行支援特別対策事業」を推進しました。

　いずれの事業も病院と地域の連携の困難さから不振に終わっています。

　日本の精神医療の負の遺産ともいうべき「社会的入院」の解消には、膨

大なエネルギーと莫大な予算とを要することになったのです。

　1970年代に展開されたいわゆる開放化運動によっても、長期在院問題を解決することはできませんでした。開放化運動の時代にも、精神病院の在院患者さんは増え続け、平均在院日数も減少しませんでした。また、各地で熱心に開放化に取り組んだ人びとがいたにもかかわらず、精神病院の開放率は伸びませんでした。

　さらに、本人の同意に基いて入院（任意入院）した患者さんの閉鎖処遇もなかなか改善されていません。

　現在、地域ケア体制の整備については、法の規定にあと押しされながら、不充分ではありますが徐々に実現されつつあります。

　さらに、ノーマライゼーションの思想の普及もあいまって、今日、病院の外の活動は生き生きとしてきているように見受けられます。

　しかしながら、精神病院は変わったでしょうか。開放化運動とはいったい何であったのか、そして開放化運動は何を残し、その後の精神医療の変革とどうつながったのでしょうか。今あらためて精神病院の果たすべき役割と病院医療のあり方をめぐる検討が要請されています。

　開放化運動の後、あたらしい入院患者さん達は、比較的短時日のうちに退院して行くようになりました。

　しかし、ごく一部の患者さんは長期の入院を余儀なくされ、徐々に慢性患者（new-long stay）さんとして蓄積されています。

　また、すでに超長期に入院していた患者さんたちは開放化と院内の治療体制の改変にもかかわらず、めざましい改善を示しませんでした。

　精神病院の過去の負の遺産の克服は果たして可能なのでしょうか。そしていかにして可能となるのでしょうか。

　精神病院における［閉じ込め］と［生活の剥奪］の現実を乗り越えて、病院を本来の医療の場に改変しようとする試みも、各地で着実に発展してい

ます。かすかながら希望の灯も見えます。

　精神医療をとりまく情勢は大きく様変わりし、精神障害者のノーマライゼーションと地域生活支援がめざされる時代になりました。
　一方で形を変えた保安処分制度でしかない「心神喪失者等医療観察法」が成立し施行されました。
　精神障害者の責任能力をめぐって、時代はまさに大きく引き裂かれた状況にあります。
　精神障害者のノーマライゼーションを推進する前提として、精神障害者、なかでも統合失調症患者といえども疾病の程度や時期に応じて一定の法的責任を負うべきとする考え方があります。精神医療関係者や法曹関係者のみならず当の精神障害者からも、そうした声が上がっています。
　他方で、「心神喪失者等医療観察法」は、精神障害者は法的な責任主体にはなりえないとして、刑に代えて治療を対置しようとするものです。
　もちろん、治療が精神障害者の再犯防止につながるか否かをめぐっては、重大な疑義が提出されていることは言うまでもありません。
　このように引き裂かれた時代を迎えて、精神鑑定とりわけ刑事鑑定の新たな質が問われています。

　「精神保健福祉法」改正のおりの付帯決議に基づいて、法務省と厚生労働省の協議がスタートした矢先に「大阪児童殺傷事件」が起きました。
　「心神喪失者等医療観察法」における根本的な問題は、精神科医が重大犯罪の再犯予測に関わり、再犯防止の役割を担わされることにあります。精神症状およびその悪化と犯罪行為とは基本的に独立した事象であり、犯罪を構成する契機は極めて重層的であり、個人の精神病理のみに還元できるものでもありません。
　精神科医が病状から再犯を予測し判定することは基本的に不可能なことです。また、いくつかの資料によれば、精神障害者による犯罪のうち、未

はしがき　7

治療ないし初発時の犯罪は未知の不特定多数を対象としており、治療中断も含めた治療経過中ないし慢性例では圧倒的に家族や医療関係者が対象となっていることが示されています。

「心神喪失者等医療観察法」では、初犯を防ぐことはもちろん出来ませんし、治療中断を含む治療経過中ないし慢性例の犯罪は精神医療の不十分性を示しています。各種団体が精神医療の充実こそが急務であると主張した所以でもあります。

そのことはすでに1970年代の「刑法改正＝保安処分新設阻止闘争」のなかで論じ尽くされたことでもあります。

「心神喪失者等医療観察法」は、1980（昭和55）年に法務省刑事局から示された「治療処分」制度を継承したものであり、基本的性格は「保安処分」制度そのものです。

その後、「処遇困難」という概念が提起されて、触法と「処遇困難」との混同が起こったために、「心神喪失者等医療観察法」によって精神病院のなかの「処遇困難」が一掃されると誤解する精神医療関係者が居たことが1970年代との唯一の違いと言えば違いでしょうか。

最後に新自由主義への対抗原理としてのケアの倫理について序論を試みました。ケアの倫理は、市場社会における効率主義と消費中心主義のイデオロギーに対抗する倫理です。

本来人間は脆弱な存在であることの認識のうえに、市場社会におけるジェンダーの二元性と序列に対して抵抗するものとしてのケアの倫理の構築が求められています。

ケアの倫理がさまざまな領域で模索されておりながら、精神医学領域でのケア論はまだ道半ばです。

対象者をケアの名のもとに支配するパターナリズムを排し、人間の尊厳に対する顧慮を土台に、狭い意味でのケアの倫理を超える、全人間的なケアとしての精神医学的なケア論が待たれています。

（用語の統一についてのお断り）
本書が歴史的に過去の用語を扱っている関係上、煩雑さ
をさけて、一部の例外を除き「精神医療」「精神病院」「精
神障害者」に統一してあります。

精神医療運動史
精神医療から精神福祉へ

目次

MHL 40

index

はしがき
——————————————————3

第1部
精神医療から精神福祉へ

第1章
戦後の論争をふり返って
————————————————————————18
●はじめに／●「中間施設」論争／●「精神障害者福祉法試案(全家連)」論争／●「医療の傘」論から「医療を内包した福祉」論へ／●「医療」と「福祉」の統合／●まとめ

第2章
精神科医と精神保健福祉士のダイアローグ
—— 歴史・状況・関係性
————————————————————————33
●はじめに／●日本精神神経学会のシンポジウムから／●その後の対話／●おわりに

第3章
戦後精神医療論争を踏まえた精神医療福祉の現在
————————————————————————41
●病院精神医学懇話会の設立／●病院精神医学会から病院・地域精神医学会へ／●もういちど病院《と》地域を／●福祉と人間の尊厳

第4章
「社会的入院」患者の退院促進と権利擁護 ————57
●はじめに／●「社会的入院」の実態／●退院促進・地域移行支援事業の実態／●東北福祉大学せんだんホスピタルの現況／●入院患者さんの権利擁護／●おわりに

「改革ビジョン」批判 ————71
●はじめに／●「精神障害者の地域生活支援の在り方に関する検討会」の審議経過／●地域生活支援における利用者の声／●地方分権と地域生活支援／●おわりに

第5章
「病床転換型居住系施設」構想批判 ————78
●はじめに／●地域で暮らすということ／●精神病院に「住む」ということ／●おわりに

第2部
精神医療の変革運動

第6章
開放化運動の思想と実践 ————86
●はじめに／●開放化運動の歴史／●開放化運動の時代背景／●開放化運動の思想／●開放化運動の実践／●開放化運動の光と影／●開放化運動のその後／●おわりに

コラム 2

開放化運動と交流集会 ————————————————————————96

●東北精神科医療従事者交流集会の10年

第7章

「生活療法」批判
―――藤澤敏雄を偲んで ————————————————————104

●はじめに／●人と仕事／●「生活療法」とは何であったか／●藤澤の「生活療法」批判／●おわりに

第8章

精神病理学批判
―――「1968年」の松本雅彦 ————————————————————116

●はじめに／●わが国の人間学派／●日本精神病理・精神療法学会第6回大会／●学会解散後／●臨床と精神病理学のはざまで／●おわりに

第9章

大学医局講座制批判 ————————————————————127

●はじめに／●医学生の運動／●東北大学精神科医局の自主管理／●金沢学会闘争／●おわりに

第10章

精神鑑定批判 ————————————————————139

第11章
「心神喪失者等医療観察法」批判 ———————————— 144
●法案提出に至るまで／●再犯は予測できるか／●精神障害者は危険か／●精神障害者は免責されているか／●社会復帰は可能か

コラム 3
「保安処分」論争 ———————————————————— 152
●保安処分制度とは／●保安処分反対闘争／●「重症措置患者専門治療病棟」論争／●「医療観察法」論争／●論争を振り返って

第3部
ケアの精神医学

第12章
脆弱性に応答する責務
──デイケアの課題と期待するもの ———————————— 158
●はじめに──地域ケアとしてのデイケア／●ケアの哲学──自己実現としてのケア／●ケアの倫理──ネオリベラリズム批判／●ケアの社会学──人権的アプローチ／●ケアの心理学──ケアの動機づけと役割／●おわりに──ケアの精神医学への展望

コラム
4

「デイケア」論争 —————————————————————————168

●デイケアの発展／●デイケアに対する行政指導／●倫理とは何か／●デイケアの倫理を考える

引用文献
————————174

初出一覧
————————181

あとがき——精神医療のリトルネロ
————————————————————183

第 1 部
精神医療から精神福祉へ

第1章
戦後の論争をふり返って

● はじめに

　わが国の精神医療は、精神疾患患者に対する狭義の医療から精神障害者に対する医療と福祉へと対象領域を拡大してきました。この間に精神の障害の捉え方にも大きな変化が起きています[1]。

　法制度上は、精神衛生法および精神保健法から精神保健福祉法に、さらに障害者基本法および地域保健法から障害者総合支援法へと歴史的に大きな転換が図られてきました（表1-1）。

　戦後まもなくの1954（昭和29）年、更生保護を目的とした収容施設に、生活保護を受けている長期在院患者を移す計画が、厚生省社会局（当時）から持ちあがりました。いわゆる「第2種病院」構想です。日本精神神経学会（以下、学会）と日本精神病院協会（以下、日精協）の反対にもかかわらず、1958（昭和33）年に「緊急救護施設」が作られ、慢性患者の収容所と化して行きました。「緊急救護施設」のような劣悪な処遇を許してはいけないというのが、その後の「中間施設」論争における精神科医の共通認識となりました。（表1-2）

表1-1 精神医療・福祉年表

年　代	項　目
1950（昭和25）	精神衛生法
1954（昭和29）	第2種病院構想・第1回精神衛生実態調査
1958（昭和33）	緊急救護施設
1964（昭和39）	ライシャワー事件
1965（昭和40）	精神衛生法改正・全家連結成・心身障害者基本法
1968（昭和43）	クラーク勧告
1969（昭和44）	精神障害回復者社会復帰センター構想
1970（昭和45）	心身障害者対策基本法
1978（昭和53）	精神衛生社会生活適応施設構想
1980（昭和55）	精神障害者福祉法試案（全家連）
1981（昭和56）	国際障害者年
1984（昭和59）	宇都宮病院事件
1985（昭和60）	ICJ, ICHP来日
1987（昭和62）	精神保健法
1991（平成 3）	精神病者保護及び精神保健ケアのための国連原則
1993（平成 5）	精神保健法改正・障害者基本法
1994（平成 6）	地域保健法
1995（平成 7）	精神保健福祉法・障害者プラン
1997（平成 9）	精神保健福祉士法
1999（平成11）	精神保健福祉法改正
2000（平成12）	社会福祉基礎構造改革法
2002（平成14）	新障害者プラン
2003（平成15）	心神喪失者等医療観察法
2004（平成16）	改革ビジョン・グランドデザイン案・障害者基本法改正
2005（平成17）	障害者自立支援法・障害者雇用促進法改正
2013（平成25）	障害者総合支援法

表1-2　中間施設論争年表

年　代	項　目
1954（昭和29）	［第2種病院］構想
1958（昭和33）	緊急救護施設
1962（昭和37）	日本精神神経学会シンポジウム「社会復帰」
1965（昭和40）	精神衛生法改正時付帯決議「精神障害者の社会復帰促進のための施設」
1968（昭和43）	日本精神神経学会「中間施設に関する小委員会」案
1969（昭和44）	［精神障害回復者社会復帰センター］構想
1971（昭和46）	日本精神神経学会［センター］構想に反対表明
1978（昭和53）	［精神衛生社会生活適応施設］構想
1979（昭和54）	日本精神神経学会シンポジウム「社会復帰」 日本精神神経学会［適応施設］構想に反対表明

●「中間施設」論争

　「中間施設」が学会ではじめて論じられたのは、1962（昭和37）年の第59回学会総会シンポジウム「社会復帰」の場においてです。この席で小林は会員アンケートをもとに「社会復帰のための独立機関が不可欠である。少なくとも、現在の精神病院の形態では、職業補導まではやれない。」[2]と述べました。また、西尾は緊急救護施設の現状を報告したうえで、「精神障害者の社会復帰を推進するためには現在の精神病院という枠内ではない中間施設あるいは移行施設が病院と社会との間に必要である。」[3]ことを強調しました。いずれも、当時の精神科医の意見を代弁するかたちで「中間施設」の必要性を訴えたものです。その理由として、社会の無理解と精神病院の改革の困難性をあげました。

　1965（昭和40）年の精神衛生法一部改正の際に、衆議院および参議院に

おいて「精神障害者の社会復帰促進のための施設の設置」が付帯決議され
ました。そのため、学会は「中間施設に関する小委員会」を立ち上げ、1968
（昭和43）年に見解を表明しています。

　見解は「精神科医療体系における、いわゆる『中間施設』なるものの位置
づけを明確にしたうえでその機能、構造が論じられなければならない」と
し、当面必要な施設として「一般精神病院では社会復帰活動の不可能、不
適当な患者を対象とする独立した病院」である「精神障害者社会復帰医療
センター」および「精神障害者『更生施設』」をあげました。

　そのうえで「精神障害者に対する働きかけは、『医療』と『更生』が同時に
なされなければならないが、常に医療の傘の下に置きながら強力に更生を
はかるものでなければならない。」「医療施設でもなく更生施設、福祉施設
でもない、あいまいな『中間的』施設というものは、現在の段階では考え
ない方がよい。」という説明がつけられました。

　翌年の1969（昭和44）年、厚生省は「精神障害回復者社会復帰センター」
（以下「回復者センター」）の構想を打ちだしました。「回復者センター」は
「精神障害者を一定期間、収容または通所させて適切な医学的管理のもと
に、必要な生活訓練と職業訓練を行うことにより社会復帰を促進する。」こ
とを目的に掲げています。

　1971（昭和46）年、第68回学会総会は、「中間施設」をテーマにシンポジ
ウムを開催しました。席上、寺嶋は「すべてが破綻した精神医療の現状に、
どんな形の中間施設を装着してみても、それは精神医療を、医療的、リハ
ビリ的、ヒューマンなものに回復させる力を持ちえない。」[4]と批判しまし
た。また、菱山は「現在の病院医療としての社会復帰活動の不備、欠陥を
容認し、その肩代わりをするような施設や、病院内沈殿者や、社会内の放
置沈殿者を漫然と収容する如き施設を認めるわけにはいかない。」[5]と述べ
ています。加藤は「『中間施設』は必要だが、社会復帰訓練を医療の傘の下
から外す案は精神医療の体系化を根本から否定するものである。」[6]と厚生
省案には反対の立場を表明しました。

第1章　戦後の論争をふり返って　21

学会は、(1) 施設の性格があいまいである、(2) 入居対象者の基準が不明確である、(3) 医療行為が不明確である、(4) その他、費用負担、給食方式などについても不明確な点が多い、ことを理由に反対声明を出しています。

以上が「中間施設」論争の第1ラウンドでした。

第2ラウンドは、1978 (昭和53) 年、厚生省が中央精神衛生審議会 (以下、中精審) の報告にもとづき「精神衛生社会生活適応施設」(以下、「適応施設」) を全国に9ヶ所建設すると発表したときに始まりました。中精審が示した「中間報告」はつぎのように述べています。

「精神障害者の社会復帰推進のためには、医療と福祉の両面の充実が必要である。そのため、(1) 医療施設における社会復帰活動の充実、および (2) 医療施設外の社会復帰施設の整備が図られなければならない。

(1) 医療施設における社会復帰活動を充実するためには、社会復帰部門を整備する必要がある。これは、病床部門、社会復帰訓練部門、さらにナイトケア部門からなる。

(2) 医療施設外の社会復帰施設は、①精神障害回復者社会復帰施設と、②その他の施設に分けられる。

①精神障害回復者社会復帰施設としては、川崎市および岡山県内尾のセンターに加え、東京都が単独事業として始めた世田谷リハビリテーションセンターがある。このような短期の社会復帰活動を行うための施設をひき続き整備する必要がある。

②その他の施設とは、入院医療の必要はないが、精神に障害があるため独立して日常生活を営むことのできない者に対して、生活の場を提供し、あわせて社会適応に必要な生活指導を行う施設である。この施設では、原則として医療は行わない。したがって、必要な医療は併設または隣接した精神病院への通院により行われる。」

結局は、長文の「中間報告」のうち、最後の「その他の施設」の部分のみをつまみ食いして、厚生省は「適応施設」を予算化しましたが、熊本県に1ヶ所設置されたのみで終わりました。

1979（昭和54）年、学会は厚生省案を受けて、再度「社会復帰」のシンポジウムを組織します。佐々木は「精神病院の閉鎖性に手を着けず、木に竹をつぐような形で、画一的な適応施設を作ると、本来の機能を発揮することができず、下手をすると、税金の無駄遣いにもなりかねない。」[7]と厚生省案に反対しました。

蜂矢は「Halfway Houseではなく Terminal House になる恐れがあること、せっかく病院を退院できた人が、社会生活に向けて自律性を育てていくのに役立つのかどうか疑問である。」[8]と述べました。

小澤は「精神病院と社会とに対する絶望から、その「中間」に「施設」を待望するにいたる。この発想には大きな2つの誤りがある。1つは病院と社会を地道に実践的に変えていこうとする努力の断念の上に立つ発想であること、1つは『施設』を作ることによって事態に対応するという考えのみにとらわれる発想の貧困である。」[9]と厳しく批判しました。

寺嶋も「『適応施設』は宿所提供が主で社会復帰活動は従の施設、そこをついのすみかにするというニュアンスの強いターミナル的施設である。」[10]として疑義を表明しました。

こうして学会は「従来の緊急救護施設の水準にも及ばないものであり、『終末施設』である。」との反対声明を出すにいたったのです。

●「精神障害者福祉法試案（全家連）」論争

1965（昭和40）年に結成された全国精神障害者家族会連合会（以下、全家連）は、1970（昭和45）年に「精神障害者福祉法」制定運動を開始しました。同年制定された「心身障害者対策基本法」の対象者に、狭義の精神障害者が含まれなかったことから、せめて身体障害者や精神薄弱者（当時）なみの福祉の実現を求めたのです。

しかし、その後約10年の間は、さしたる運動もできない時代が続きま

第1章　戦後の論争をふり返って　23

表1-3　精神障害者福祉法試案（全家連）論争年表

年　代	項　目
1965（昭和40）	全家連結成
1970（昭和45）	「精神障害者福祉法」制定運動開始
1979（昭和54）	「福祉問題研究部会」発足
1980（昭和55）	「精神障害者の社会復帰と福祉に関する基本的見解」「精神障害者福祉法試案」発表
1981（昭和56）	日本精神神経学会理事会見解
1983（昭和58）	「精神障害者社会復帰促進議員懇話会」結成
1985（昭和60）	国会請願
1989（平成 元）	「精神障害者の福祉制度の確立のために（素案）」（国際障害者年日本推進協議会）公表
1993（平成 5）	障害者基本法成立

した。

　1979（昭和54）年に全家連は「福祉問題研究部会」を発足させ、1980（昭和55）年に「精神障害者の社会復帰と福祉に関する基本的見解」および「精神障害者福祉法試案」（以下「試案」）を発表しました（表1-3）。家族の苦しい現実と切実な思いから、全家連は、精神衛生法とは別にあくまでも福祉法の制定を訴えたのです。

　「試案」は「精神障害者に対し、その医療を適切に行うとともに、社会復帰のための必要なる施策を講じ、併せてその家族に援助を行い、もって精神障害者の福祉を図る」ことを目的として掲げました。

　「試案」にいう「その家族」とは、精神衛生法上の保護義務者（当時）または市町村長をさしています。

　援護の機関としては福祉事務所と保健所を定め、福祉事務所に専任の職員として「精神障害者福祉司」を置き、「重度の精神障害があり、自立することの著しく困難な精神障害者について、終生にわたり必要な保護等を行うよう努めなければならない」と規定しました。

そのうえで、国および地方公共団体は、(1) 社会復帰のための各種機関と施設、(2) 宿泊提供施設、(3) 授産事業施設（社会復帰・生涯授産）、(4) 保護工場・福祉工場、を設置しなければならない、としました。

また、更生と障害の判定は、(イ) 国立精神衛生研究所、(ロ) 各県精神衛生センター、(ハ) 障害者更生相談所、(ニ) 精神科医療機関、のいずれかが行い、判定および判定に適応した措置は「当該精神障害者又はその保護義務者」の同意を得て行われる、としました。

「試案」では、さらに、精神障害者の遺産に対する配慮と適切な施策についても触れられています。

「試案」と同時に示された「基本的見解」には、つぎのように述べられています。

> 「精神障害者の医療と社会福祉の広い領域をカバーするには精神衛生法では限界があり、医療と福祉の諸施策が組織的・有機的に連結され、個々の精神障害の程度・社会適応状態に即応して利用できる制度が必要である。」

そして、必要な施策として、以下の項目を列挙しています。

(1) 精神障害者が地域社会内で社会生活を営むことができるために必要な住居の整備と生活指導訓練を受ける機会の拡充。

(2) 精神障害者がその能力に応じた職業に従事できるようになるための制度、保護工場の設置、職業訓練および雇用促進等の奨励化。

(3) 精神障害者の生活安定に資するために必要な援助を保障すること。

(4) 精神障害者およびこれを扶養する者の経済的負担の軽減。

(5) 精神障害者の社会復帰、社会福祉施策に関する国、地方公共団体の責務の明確化。

(6) 長期療養の精神障害者に関する処遇改善に必要な施策。

「試案」の公表は、当時、各方面に大きな反響を呼ぶことになりました。

全家連は、「試案」を関係各機関に送付して意見を求めましたが、回答は総じて否定的なものでした。とくに「終生にわたり必要な保護を行なう」

という項目と「施設収容」の項目に批判が集中したのです。

　学会理事会は、精神障害者および家族の高齢化と将来への不安、くわえて精神医療に対する絶望が背景にあることについては理解を示しながらも、(1) まず「施設」を考えるのではなく、精神障害者の諸権利を守り具体的に保障して行くための施策を求めるべきである、(2) 対象とされる精神障害者が回復不能と判定されれば、その結果、然るべき医療を受ける権利を奪われる、(3) 福祉施設への強制収容は福祉の名による人身の自由の制限を意味する、として批判しました。

　もっとも徹底した批判を展開したのは、東京都地域精神医療業務研究会（以下、東京地業研）です。

　東京地業研は見解のなかで、「試案」が、年老いた家族のやむにやまれぬ想いから出てきたことを認め、さらに精神障害者が広範囲の援助を必要としていることを十分に考えても、つぎのような問題点があると指摘しました。

> (1) 保護義務者の同意だけあれば「措置」を講じられるようになっているが、本人の意思を無視して福祉的措置が行われてはならない。
> (2) 無批判に精神衛生法を導入しており、本人の意思を無視した保護義務者の選任という問題について何ら考慮していない。
> (3) 措置に不服があるときは、正当に不服申立てができるようにしなければならない。

　そのうえで、医療を抜きにした福祉的管理は、精神障害者の地域排除という結果だけをもたらしかねず、医療の充実と福祉対策の拡充が車の両輪のごとく進行しなければならない、としたのです。

　そのほかにも、日精協・日本精神神経科診療所医会・日本精神科看護技術協会・全日本自治団体労働組合などから批判的な意見が寄せられました。

　いずれも「医療の欠落した福祉はありえない」というのが、批判の骨子でした。

　「試案」を公表後、全家連は精力的に法制化に向けて動きました。1981

（昭和56）年には、各都道府県議会に対して請願運動を起こし、25都道府県議会の決議を得ました。1983（昭和58）年には、国会議員有志による精神障害者社会復帰促進議員懇話会を発足させて、署名運動をスタートさせ、1985（昭和60）年に50万人分を集めて国会請願を実現しました。

　しかしながら、「試案」は関係団体との間で十分なコンセンサスが得られなかったとして、全家連はその後、「試案」を運動の根拠としないことに決定したのです。

　一方で、具体的な資料に基づいて運動を展開すべきだという反省から、つぎつぎと精力的な調査活動が行われるようになりました。

　1985（昭和60）年の「精神障害者および家族の社会的不利の実態把握とその対策に関する研究」からは「精神障害者の社会福祉対策への提言」（以下、「提言」）が生まれます。

　「提言」は国際障害者年の思想を反映して「試案」および「基本的見解」を大きく乗り越えたものでした。

　「提言」は、精神障害者福祉の基本理念についてつぎのように記しています。

　　(1) すべての障害者は、個人の尊厳を重んじられ、その尊厳にふさわしい処遇を保障される権利を有する。

　　(2) すべての障害者は、家庭、学校、職場、地域社会の中で、可能なかぎりその能力を生かして社会・経済・文化活動に参加する権利を有し、また、社会の発展によってもたらされる諸成果を平等に享受する権利を有する。

　　(3) すべての障害者は、自らの生活を人生の主人公として、その生活設計、人生設計を可能なかぎり自ら選択し、決定する権利を有する。

　さらに、(1) 福祉対策において、身体障害者および精神薄弱者（当時）との間に、法の下における平等を実現しなければならない。(2) 医療対策との有機的連携を十分に確保しなければならない。(3) 社会啓発対策の強力な推進が重要であり、法・制度上の精神障害者の規定（欠格条項等）の改

善、マスコミ報道の改善、精神障害者が一般市民とふれ合う機会の増加、福祉教育の充実、などによる偏見除去の努力が重要である、としています。

そのうえで、結論部分で、当面ただちに実施すべき施策として、(1) 社会復帰訓練、(2) 生活と医療に対する経済的保障、(3) 雇用と就労、(4) 生活の場、(5) サポートシステム、(6) 行政組織の確立、(7) その他、をあげたのです。

全家連の福祉法制定運動は、その後、「国際障害者年日本推進協議会」の運動に合流していきます。そして運動は、1993 (平成5) 年の障害者基本法成立へと連動していきました。

●「医療の傘」論から「医療を内包した福祉」論へ

これまで見てきたように、精神保健福祉法成立以前の、「中間施設」論争および「精神障害者福祉法試案 (全家連)」をめぐる論争では、医療的色彩の薄い福祉施設への収容は、精神障害者から医療を奪うものであり、終末施設になるという批判が主流を占めていました。精神障害者は生涯にわたり「医療の傘」のもとに置かれるべきであるとして、精神科医の側に、精神障害者を「医療」から「福祉」に手渡すことに根強い抵抗があったのです。

1995 (平成7) 年、精神保健福祉法が成立しました。精神保健福祉法には「障害者基本法および地域保健法の成立を踏まえ、精神障害者の社会復帰の促進およびその自立と社会経済活動への参加の促進を図るため、精神障害者の福祉施設および地域精神保健対策の充実を図るとともに、適正な精神医療の確保を図る。」ことが謳われました。遅きに失したとはいえ、それまでの福祉施策があまりに貧困であったことを思えば大きな進歩でした。また、施設福祉から地域福祉への第1歩が踏み出されたとも言えます。

2005 (平成17) 年には障害者自立支援法が成立しました。自立支援法には、(1) 障害者の福祉サービスを「一元化」、(2) 障害者がもっと「働ける社

28　第1部　精神医療から精神福祉へ

図1-1 パラダイムシフト

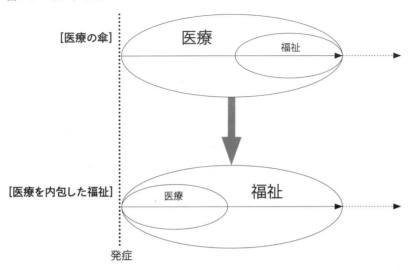

会」に、(3) 地域の限られた社会資源を活用できるよう「規制緩和」、(4) 公平なサービス利用のための「手続きや基準の透明化、明確化」、(5) 増大する福祉サービス等の費用を皆で負担しあう仕組みの強化、が謳われました。3障害の統合と地域福祉への方向転換は賛意をもって迎えられましたが、法の目的どおりに施策が実際に展開されるか否か、各方面から危惧の声があがったのも事実です。しかし「医療」の欠落した「福祉」はありえないというのが医療関係者の共通の認識のように思われます。

こうして見てくると、「医療」と「福祉」をめぐる論争の転換点は精神保健福祉法の成立にありました。「医療の傘」論は過去のものとなり、現在は「医療を内包した福祉」へとパラダイムのシフトが起こっています（図1-1）。もはや「医療」か「福祉」かという議論そのものが影をひそめてしまったとも言えます。

ところで、早い段階から「医療の傘」論を批判していた精神科医がいま

したが、当時は少数にとどまっていました。

　蜂矢は1978（昭和53）年にすでに「私ども医者は長いこと、精神障害のために必要なのは、よい医療だと言ってきた。よい医療が必要なのは言うまでもない。しかし、医療の質が向上しさえすれば、問題すべてが解決するというわけにはいかない。」11)「他の病気による障害との医学的な違いにばかり気をとられて、共通性を強調することを怠ってきた。こうした医者の考え方が、福祉法を遠のけ、望んでいるいろいろな対策の実現さえ妨げてきたことを、私ども医者は反省しなければならない。」11) と記していました。

　また、小澤は「中間施設」の議論が行なわれていたさなかに「私がこの『施設』案に反対するのは、この『施設』が医療の傘からはずれる故をもってではない。むしろ、医療の傘から離れたところに生きる場所は求められねばならない。」9) と述べていました。

　1980（昭和55）年、仙波は「精神福祉」という言葉をはじめて使用し、「病院入院医療から脱却し、地域のなかで患者の生活基盤をくずさずに、外来とかデイケア等で治療を受け、地域医療の恩恵を受けつつ、一定の水準の生活を維持するためには、福祉の援助が欠かせない。」12)「社会復帰を促進し、市民の中に定着させるためには、[精神福祉]という分野を確立し、援助と諸機関の責任を明確にする必要がある。」12) と提起していたのです。時代に先駆けた仙波の呼びかけはなかなか精神科医には浸透しませんでした。

　一方、福祉の領域では「障害者福祉」の一分野として「精神障害者福祉」が位置づけられていました。田村は「精神障害者福祉」をつぎのように定義しています。「一定の精神症状を伴って生活統合に問題を持つ人が、主権者としてその症状と問題を克服し、生活統合を安定させ発達させていけるよう、みずからの努力と支援者の援助活動、そして法制度を含む諸資源の整備、これらを総体として図っていく自他の活動過程である。」13)

　近年の動向については、岩田がつぎのようにまとめています。(1) 医療

とともに生活を支える地域福祉の進展。(2) 市町村の役割の重視。(3) 精神障害をもつ人びとを市民として捉える視点。(4) 精神障害者をプロシューマー（prosumer、消費者＋援助の生産者）と捉える視点[14]。

```
●「医療」と「福祉」の統合
```

　精神保健福祉法以降、法の基本的性格は問われないまま、「福祉の充実」が協調されるようになってきました。ところで「福祉の充実」とは無前提に是認されるべきことがらなのでしょうか。

　櫻田は「『福祉政策』が展開されるに際して『人間の矜持』という視点は、決定的に欠落してきた。」[15]と述べています。また「『福祉は佳きものである』ということが半ば『自明の前提』と化し、それに多くの人びとが呪縛されることによって、かえって、障害のある人びとに対して本当に行なわれなければならないことが、妨げられているのではないか。」[15]とも警鐘を鳴らしています。

　佐藤は「『障害者』＝『弱者』＝福祉＝善という思考パターンが、そこから超えようとする人間にとってはときに桎梏となる、足枷となってしまうということは、わたしたちは知っておいてもいいのではないだろうか。」[16]と述べ、さらに「苦しいのは『障害』を持つそのこと以上に、自分が自分という存在に対して『誇り』を持って生きることができない。」[16]ことであると指摘しています。

　「医療」と「福祉」の統合を志向するとき、私たちが念頭に思い浮かべるべきは「人間の尊厳」ということです[17]。「医療の傘」論も「福祉は善」と考える立場も、いずれも障害者の自律性を尊重しないパターーナリズムであるという点では同罪です（図1-2）。

　私たちはこの間の法改正論議において、「『医療』の欠落した『福祉』はありえない」と主張してきましたが、過去の亡霊であるはずの「医療の傘」論

第1章　戦後の論争をふり返って　31

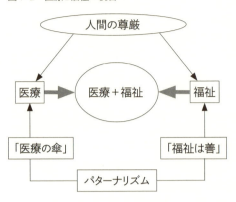

図1-2 医療と福祉の統合

を乗り越えていたでしょうか。

あるいは「福祉の拡充」を声高に言うとき、私たちは対象者の人間としての尊厳にこころを砕いてきたでしょうか。あらためて問い直してみなければならない課題です。

● まとめ

(1)「中間施設」論争と「精神障害者福祉法試案（全家連）」論争の歴史を回顧しました。
(2)「医療の傘」論から「医療を内包した福祉」論への変遷を跡づけました。
(3)「医療の傘」論も「福祉は善」とする立場もともにパターナリズムであり、障害者の自律性を奪っている可能性があります。
(4)「医療」と「福祉」の統合は「人間の尊厳」を前提として進められるべきです。

第2章
精神科医と精神保健福祉士のダイアローグ
●歴史・状況・関係性

●はじめに

　今から40年以上も昔のことです。私どもはソーシャルワーカーと呼ばれる職種のひとが存在することも教わらずに大学を卒業しました。医師となり精神病院に赴くと、事務室のなかにそういう職種のひとのデスクがありました。当時はワーカーとか相談員と呼ばれていたように記憶しますが、おもに患者さんの医療費の支払いに関する相談に乗っていたようでした。

　その後、いろいろな病院のソーシャルワーカーと出会う機会がありました。ソーシャルワーカーの集まりにも良く出かけました。多くは酒を酌み交わしながらの付き合いのなかで、実にたくさんのことを教わりました。しまいには激論になることも少なくありませんでした。一人ひとりが個性的でユニークな人たちでした。高等遊民のような日常を送っていた私どもに「生活の実態」というものを感得させてくれたのはソーシャルワーカーでした。

　ふりかえれば、精神科医としての私を「社会化」してくれたのは、ソーシャルワーカーの方々であったと思うのです。

　精神保健福祉士が制度化されて20年を閲しました。法が制定される直前に日本精神医学ソーシャルワーカー（以下、PSW）協会が予想した数を大幅に凌駕するおおぜいの精神保健福祉士がさまざまな領域で活躍しています[1,2]。はたして、いまでも精神科医とのあいだで熱い対話が交わされ

ているのでしょうか。

● 日本精神神経学会のシンポジウムから

　学会が総会のシンポジウムで、PSWあるいは精神保健福祉士をテーマ
に取り上げて対話を試みたことが過去に3度あります。
　1度目は、1966（昭和41）年の第63回総会シンポジウム「精神科医療体
系におけるソーシャル・ワーカーの役割」（司会：井上正吾、副司会：柏木
昭）です3)。時期は、日本PSW協会が発足して間もない頃でした。
　はじめに精神病院の立場から、西尾（昭和大学烏山病院）は、「（病院とい
う職場においては－引用者注）新たな職種として入る者は、その専門性の
みをかかげることは実情にそぐわないものであり、専門性の上に病院職員
としての衣をつけるべきである。PSWについていえば、病院職員として
働く場合には、その役割を原則論にもとづいて成文化したところで、現実
にはその原則論、ことに西洋的原則論からはずれたような仕事をしなけれ
ばならないこともあるであろう。しかしこのことはけっして『なんでも屋』
であれということでもないし、専門性を抹殺せよということでもない。要
は病院の職員となることにより病院のPSWとしての役割を取得できると
いうことである」と、当時の現状を追認するような内容を述べています。
その時代のPSWが白衣を着て、医事の仕事をしていたことに根拠を与え
るような発言でもありました。
　一方で「このような資格（ソーシャル・ワークの理論を他の医療職員に
説明できる程度の学識を持ち、精神分析的な立場に拘泥せず、統合失調症
患者に対する理解を持つ者－引用者注）をそなえ、又後輩に病院PSWを、
そしてその役割を教えられる人が日本には果してどれ位あるのか、又一方
この道に進もうというPSWの話相手になれる精神科医も何人いるのであ
ろうか」と述べ、PSWに対しても精神科医に対しても厳しい注文をつけて

34　第1部　精神医療から精神福祉へ

います。

　西尾が指摘した役割の混乱には理由があるとして、河村（栃木県立岡本台病院）は、当時の厚生省の指導の誤りを指摘しました。すなわち、元厚生技官が著書のなかで「社会事業の目標は生活水準の回復保全であるとしているのに拘らず、医療社会事業の目標は医療および保健の向上にあるとすりかえられてしまっている」というのです。したがって「現在PSWが一部において、予診、心理検査、精神療法、医事などの職員の代用者になったり、みなされている事態をまねいたのは、厚生省の指導方針の誤りにもとづいていると考えられる」と述べています。そのうえで「かかるPSWの仕事に関する誤解・混乱がPSWの発展を阻害し、ひいては精神患者の福祉の向上をはばんでいる。医療社会事業の目標を『医療および保健の向上』にくぎづけようとする厚生省の指導方針は従来国が一貫してとってきた精神患者に対する監禁主義という社会保障政策のあらわれである」と国の姿勢を批判しました。

　同じく精神病院の立場から、萩野（浅香山病院）はPSWへの理解を示し、精神科医とのコラボレーションを呼びかけて、つぎのように発言しました。「（PSWへの期待と現実の役割とのあいだに乖離があるのは、一方で精神医療の対象が急速に拡大していることに加え－引用者注）PSWが“未だ若い専門職業”として確立されていない、むしろ自らの実践を通じてPSWが内的に成熟していく過渡期にあることからおこる二重のズレに起因しているように考えるのである。従ってこれら大きな障害を克服するためには、PSWer（精神医学ソーシャルワーカー－引用者注）の側に実践を通して得たものを体系化していこうとする不断の努力と、何にもまして、専門職業家としての、所謂、professional maturityが必要であり、又精神科医療の側には、正しい認識のもとに、他の専門職業（PSW）をあとう限り、医療の領域に導入し、体系を整備するとともに、その効果性を高める努力がなければならないと思うのである。」

　PSWの教育訓練の必要性について、鈴木（国立精神衛生研究所）は以下

の5点を指摘しました。

　1. PSWの教育訓練の大綱を打ち出すことが必要である。2. 身分資格制度の確立と処遇の改善を図らなければPSWの質と量の確保と向上は難しい。3. PSWの教育制度に関する審議会の設置が必要である。4. PSWの教育訓練は速成的な養成では不充分である。5. 専門教育機関の教育課程の検討が要請される。このように早い段階から、鈴木は、その後の精神保健福祉士の養成に裨益するような提言を行っていたのです。

　以上の発言に対して、PSWの側から、柏木（国立精神衛生研究所）は、全国861の精神病院と精神衛生相談所を対象に実施したPSWの実態調査の結果を報告しています。回答のあった478施設中、PSWを置いていたのは150施設で、全体の3分の1にすぎず、人員にすると290名でした。なお、調査時点の日本PSW協会の会員数は160名にすぎませんでした。

　ついで、早川（清生園）は「PSWの精神病院における現状は、必ずしも望ましい状態にあるとは云えない」と述べたうえで、原因の「その一つは、PSWの専門性の未熟さにもとづく、医師側の不安や不信感であり、他の一つは、精神科医療体系における専門的機能分化に関するものである」ことを強調しました。いずれにしろ「PSW本来の専門的機能の本質が明確に認識されないままに、現実には患者に対処しており、このため、種々の問題が発生し、個々にはPSWのおかれている立場や、病院という現場での処遇によって、かなり認識の程度に差異がある」ことを指摘しました。

　こうした事態を乗り越えるには、PSWの固有領域について概念の整理が欠かせないとして、つぎのような定義を試みています。すなわち「（PSWは－引用者注）患者とその家族について、その構造や、社会関係の診断を行い、精神障害者として社会的関連において生じている諸問題を、ソーシャルワークの諸方法をもって解決・援助してゆくことである」としたのです。

　このシンポジウムでは、その時代なりの問題点が網羅的に抉り出されており、その後の課題もかなり明らかにされていたと言えます。

36　第1部　精神医療から精神福祉へ

●その後の対話

　2度目は、2002（平成14）年の第12回世界精神医学会横浜大会（第98回
日本精神神経学会総会と併催）におけるシンポジウム「これからの精神保
健福祉」（座長：高橋一、進藤義夫）における対話です4)。

　門屋（帯広ケアセンター）は、精神保健福祉の歴史を総括して、つぎの
ように述べました。「（わが国においては－引用者注）社会防衛政策を基本
として、精神医療への中心化、施設化、医師に権限を一極集中させ、ヒエ
ラルヒー構造を徹底させた。この結果、多様な専門職の発展は阻害され、
それぞれの専門性の向上と臨床現場におけるチーム医療は進展せず、コメ
ディカルスタッフは精神科医への従属化が進んだ。」

　そのことが、脱施設化を遅らせ、パターナリズムを基本とする専門職主
導の援助構造を温存させる結果になったというのです。

　つぎに、木太（東横恵愛病院）は、資格ができて5年になるが、精神保
健福祉士は役割を果してきたかと自問して、「精神保健福祉士が、どれだけ
社会的入院の解消を自らの使命と感じ、どれだけの社会的入院者を地域に
再び戻すことを行いえたのであろうか」と述べました。

　そして、今後5年間の課題を2つ提起しています。一つは「病院と地域
の架け橋としての役割・機能をきちんと果たすこと」であり、もう一つは
「社会的入院者の地域生活を実現するためには、なおいっそうの創造的な
資源開発が精神保健福祉士に求められている」というのです。

　さらに、木村（関西学院大学）は、精神保健医療福祉政策やサービスを
創設し実施するうえで、利用者の関与は不可欠であるとしたうえで「利用
者と専門職が共にパートナーシップをもって政策を作り、サービスを開発
し、さらに人材養成をおこなっていくことを、これまで以上に積極的に押
し進めて行くためには、精神保健専門職と利用者、家族のパートナーシッ
プが必要である」と述べています。また、ケアマネジメントを推進してい

第2章　精神科医と精神保健福祉士のダイアローグ　37

くには「病院の専門分化された環境で働く体制とは異なる働き方」を学ん
でいく必要があることを強調しました。

3度目の対話は、2006（平成18）年の第102回学会総会シンポジウム「精
神医療と精神保健福祉の現状と問題——おもに教育の視点から——」（座
長：佐藤光源、辻丸秀策）です5)。

今回は、福祉系の大学の教壇に立つ者が、精神保健福祉士をめざす学生
の教育にあたって、何をどのように教えるべきかというのがテーマでした。

野田（大正大学）は、医療（医師）と福祉（ソーシャルワーカー）の溝の
背景を分析して、3つの相容れなさがあると述べています。

第1に、「医師、看護師が大多数を占める、病院精神医療の現場ではパタ
ーナルなケアが実践」されてきており、「当事者の自立や権利擁護に敏感な
ソーシャルワーカーが圧倒的に苦戦してきた。」その結果、志あるソーシャ
ルワーカーは病院を去り、地域で活動を始めたと言うのです。「いわば『医
療』からの離反が日本の精神保健福祉の原型をかたちづくってきた」と指
摘しました。

第2に、「『医療』から離れたソーシャルワーカーは地域は自分たちの領
域であるという自負があり、医療は『病院』で実践し福祉は『地域』で実践
する、という暗々裏の『構図』が出来上がった。」

第3に、精神医療費のほとんどが入院医療費に振り向けられ、精神保健
福祉対策予算が精神医療費の4％にすぎない現状では、病院と地域が協働
していくことは土台無理な話である、というのです。

つづいて、著者は、精神保健福祉士をめざす学生の教育において、「医
療」と「福祉」をめぐる過去の論争の歴史を伝える責務があるとしたうえ
で、「医療の傘の下での福祉」から、「医療を内包した福祉」へとパラダイム
が転換した経緯を概説しました。

また、中根（長崎国際大学）は、精神保健福祉士が国家資格となって10
年を経過しておらず、今後資質が大いに問われることになるとし、専念で
きる業務の範囲の明確化、教育プログラムの見直し、などの検討が必要で

あることに言及しました。

● おわりに

1960年代に進められた精神病院増床計画は、人材の育成と配置を伴わないまま進行し、病院は巨大な収容所と化してしまいました。大量に収容された患者さんを集団として統制する目的で生活療法が編み出され、全国の精神病院に燎原の火のように広がりました。おりしも導入されたばかりの薬物療法がその後押しをしました。

一方、精神科医のほうは精神障害者の治療と生活には関心を示さず、もっぱら研究室における実験研究にうつつを抜かしていたのです。その結果、精神病院の現場は荒廃し、不祥事件が陸続と発生することになりました。多発する精神病院の不祥事件にたまりかねて、学会理事会が緊急声明を発したのもこのころでした。

1969（昭和44）年、伝統的な精神医学・精神医療のあり方をラディカルに問う闘争が幕を開けました。「1968年の思想」に深く影響された若手の精神科医たちが、金沢で開催された学会総会において、精神病院解体・医局講座制解体・保安処分反対を掲げて蜂起したのです。世にいう「金沢学会闘争」です。

それに続くおよそ30年間は、わが国の精神医学・精神医療の総点検運動が息長く継続された時代でした。学会の動向は、関連する諸学会と精神医療に関わる各種の専門職集団にも波及しました。

総点検の対象領域はきわめて広範で、精神疾患の概念（精神病質）、精神医学の研究方法（人体実験）、教育（学会認定医制度）、治療法（ロボトミー、電気ショック療法、薬物大量療法、生活療法、作業療法）、司法と精神医学の関係（保安処分、措置入院制度、精神鑑定）、社会復帰（中間施設）、地域精神医療（生活臨床）等々への批判として展開されました。

そして何よりも、悪質な精神病院に対する告発闘争が精神障害者や市民活動家との共闘のもとに闘われたのです。

　精神医療に従事する人たちは「精神医学の1968年」をくぐり抜けることにより、精神障害者に対する態度の変革を厳しく迫られることになりました。この自己変革の嵐をくぐりぬけることによって、私どもは自らの視点を精神障害者の近くに少しだけ移すことができたのです。

第3章
戦後精神医療論争を踏まえた
精神医療福祉の現在

●病院精神医学懇話会の設立

　病院・地域精神医学会の前身である病院精神医学懇話会は、1957（昭和32）年11月に第1回の会合がもたれ、翌年夏に機関誌「病院精神医学」の第1集が刊行されました。

　初代委員長の関根[1]は「病院精神医学」第1集の「まえがき」に以下のように記しています。

　　「現代の精神病院は患者の治療の場であるとともに、極めて有意義な治療の器具として、その機能を発揮しなければならぬことが強く要求されるにいたった。その観点から精神病院に勤務するものは、常に患者を対象とし、建物並びにそこに従事する人的構成に対して、精神医学を基底とした研究を推し進めていかなければならない。従来これらの研究について関心はもたれていたが、最近その発展の必要性が叫ばれるにいたったので、同志のものが相い計り、病院精神医学懇話会なるものを誕生せしめた。」

　懇話会運営委員の一人でもあった岡田[2]の回顧によれば、病院精神医学懇話会発足の背景はつぎのようなものであったと言います。

　　「当時、戦争により荒廃した精神病院の再建の機運は、向精神薬の登場による希望を抱きつつ、或は、伊藤先生の肥前療養所長就任（1956年7月）による病院開放化は強い衝撃を全国に及ぼした。病院精神医

41

学懇話会でも、この作業療法と開放化とが大きなテーマとして取り上げられた。」

　当時は大学の研究室の仕事だけが重要視されて、大多数の精神障害者を扱っていた精神病院のことは誰も論じようとはしませんでした。そうした風潮のなかで大学精神医学に対抗して病院精神医学という言葉が使われるようになったのです。そして精神病院の現実、現場のドロドロした問題を考えようということから病院精神医学懇話会がもたれるようになったのです。

　伊藤[3]は第1回懇話会で「オープンシステムについて」を論じ、「開放病棟の管理と地域社会との関係」という論文を「病院精神医学」第2集に発表しました。

　　「鍵と格子とは精神病院のシンボルであることを誰しも疑わなかった。極く少数の精神症状のよい患者のみが選ばれて、病棟外で作業に従事していた。しかし、それはあくまでも患者に与えられた特権であって、規則に反する行為があれば、いつでも召しあげられて、再び格子の中に閉ぢこめられるのがあたりまえであった。大部分の患者は、症状のゆえに閉鎖病棟の中で毎日を送らねばならなかった。閉鎖を続けることが、慢性の荒廃した患者をつくりあげるという認識を誰ももたずに、それは疾病の必然的な経過によると考えて疑わなかった。そして病室にはそんな患者がだんだん沈殿してゆくように、療養所はそれが宿命であるかのように、社会から次第に存在を忘れさられて、社会の底に沈殿していった。」

　肥前療養所では、1956（昭和31）年から、あらたに開放病棟の運営が始められました。療養所を外部と区切るものは何もないので、患者さんを療養所にとどめうるものは、患者さんとの人間的なつながり以外にはありませんでした。2年後には男子1病棟をのぞき全病棟が開放管理となりました。

　「開放管理を行うには、まず病院内に開放された人間関係が作らねばならず、病院自らが積極的な行動を地域社会に向かって起こさねばならない」

と伊藤は結んでいます。

　伊藤が去った肥前療養所はふたたび扉が閉じられることになった由です[4]。

　「昭和30年代のはじめの肥前療養所を知っている者としては医師、看護婦（当時）、その他の職員の不足、地つきの職員としての保守性、よそ者に対する排他的態度、予算不足、精神科看護の学習不足、そして外からの圧力とどの一つをとっても突破しがたい困難であり、壁であった」と寺嶋[5]はのちに述懐しています。

　その後、精神病院では生活療法の全盛期を迎え、開放化は一頓挫をきたすことになったのです[6]。

　伊藤の実践から60年を閲して、日本の精神病院は本当に変わったのでしょうか。「閉鎖を続けることが、慢性の荒廃した患者をつくりあげるという認識」を誰もが持つようになり、そのことの解決に取り組みえてきたでしょうか。今こそ「開放化運動」の総括とあらためての「精神病院」論争が求められています[7]。

　ところで、病院精神医学懇話会の性格について、稲地[8]は「第1点は、患者の生活、医療に密着したテーマについての研究をすること、もう1点は、新しいスタイルの精神病院を築くための、運動体としての役割を持つこと」の2点を指摘しています。

　病院精神医学懇話会から病院精神医学会そして病院・地域精神医学会となった今日も、一貫して問われ続けているのは、現場に密着した実践（運動）的研究であり、実践（運動）を内包しない研究や理念を欠く実践（運動）との相克でしょう。

●病院精神医学会から病院・地域精神医学会へ

　病院精神医学会は、1983（昭和58）年9月の第26回総会（京都）におい

第3章　戦後精神医療論争を踏まえた精神医療福祉の現在　43

て、学会の名称を病院・地域精神医学会に改めました。その理由について当時理事長であった広田9)はつぎのように述べています。

「ここ10年位の総会における研究発表というものは、単に精神病院の中の治療構造の問題だけではなくて、やはり、精神病院は社会の中に存在するという視点が非常に強く出てきまして、社会と精神病院との関係、社会から精神病院に与える影響、患者さんに対する様々な社会的な援助活動など、単に病院だけということから外れてきたと言いますか、私は正しい方向に向かっていると思いますが、そういう方向に進んできた訳です。」

この提案は総会ですんなりと承認されました。

改称の背景にあった事情について、広田8)は「病院精神医学」100集刊行記念座談会で、以下のように説明しています。

「精神病院というのは、地域があって病院があるんであって、病院というのは孤立化してその中で、それをどうしようかと考えていて、勝手に中間施設とか何かをかんがえたわけですよね。そうじゃなくて、地域というものと病院との関係とをもう1回見直さなきゃいけないという考えがあって、それで、地域というものが21回くらいから入ってきて、何回かやっているうちに、集ってくるテーマをみますと、病院だけじゃなくなったんですね。むしろ、保健婦（当時）さんなどの発表が多くなった。そうすると、名前がじゃまになるんです。病院精神医学会というと保健婦（当時）さんが来ないんです。というより来れないんですね。地域という言葉が入るといいのだそうです。それで病院・地域精神医学会と名前を変えたんです。」

そのうえで広田は、1972（昭和47）年に瓦解した地域精神医学会を吸収したものではないことを強調しています。

これに対して岡田10)は「日本精神神経学会百年史」座談会の席でつぎのように述べて批判的な見解を表明しています。

「ご存知のように地域精神医学会はつぶれた。それで病院精神医学

会の方は病院・地域精神医学会になったわけですが、それがよかったかどうかということは大変疑問に思っているんです。というのは、病院・地域精神医学会になっていかにも幅が広がったようだけれども、実は地域をつけることによって病院精神医学会は、なすべきだった病院改革にあまり力を入れなくなってしまったのではないかという、そういう評価をしています。」

ところで、病院精神医学会が地域活動をメインテーマに掲げたのは第21回総会（仙台）がはじめてのことでした。

シンポジウム「開放化と地域活動——地域活動を通して病院を考える——」の席上、保健師の赤井[11]は、病棟を閉鎖していようが開放していようが地域で働くものにとっては関係のないことで、入院期間が短くて早期に患者さんを地域に戻してくれる病院が「いい病院」である旨の発言をし、大きな波紋を呼びました。

第21回総会を主催した相澤[12]は「『開放化と地域活動』というテーマを持ったことによって、これまで病院内部から開放化の問題を掘り下げて来た上に、更に、地域側からの視点に立っての新たな問題提起がなされた。端的には、『良い病院、悪い病院』という形で議論が展開された中で、従来のように、開放率が高く、院外作業を中心にした作業療法の充実した病院を目指すという方向から、入院生活は異常な生活様式であり、そのような生活を長期化させない努力を先ず払うべきである、という見解が出された。作業療法を漫然と行って長期在院化していくよりは、むしろ、全閉鎖であっても短期間で退院できた方が、患者のためには有益である、という地域側の意見を我々はもっと謙虚に受け止める必要があろう。」と記しています。

また、白澤[13]は第21回総会を総括して「これまで、病院と地域とが対立的に捉えられてきた。然し、この対立自体は、我々の側の問題であり、それ故、我々の思惑を越え、相互補完的な役割＝『地域からの排除』と『病院への収容』を果たしてきたと言えよう。即ち、精神病院の開放化においても、少数者の共同宿舎にしても、又地域精神医療にしても、『病者を理解

し、病者を支援し、病者の社会的復権を獲得する』という観点から見た場合、極めて部分の運動しか形成していない現実にある。」と述べています。

　第21回総会においては、精神病院と地域との関係についてきわめて重要な指摘がなされ、討論の端緒が切り開かれたのです。しかしながら、その後の病院・地域精神医学会総会における発表のほとんどは「病院は病院、地域の活動は地域の活動」として切り離されたまま展開されており、討論がふたたび嚙み合うことはなかったのです。

● もういちど病院《と》地域を

　2002（平成14）年12月、厚生労働省は、今後10年間で72,000人の「社会的入院患者」を退院させる計画を発表し、各方面で話題になりました。長期入院患者が地域に移行する際に最初に必要とされるのは住む所ですが、平成8年度から平成14年度までの7ヵ年で実現したのは、生活訓練施設が5,440人分、福祉ホームが2,860人分、グループホームが5,225人分で、合計13,525人分にすぎません。そして、7年間で減少した在院患者数は約7,000人にすぎなかったのです。

　「新障害者プラン」では、生活訓練施設約6,700人分、福祉ホーム約4,000人分、グループホーム約12,000人分を整備する予定で合計22,700人分とされています。これからの10年間で、過去7年間の10倍の患者さんの退院が果たして可能になるでしょうか。

　病院から地域への移行をめざすにはいわゆる社会復帰施設の増設だけでなく、積極的な退院促進プログラムが必要であることは言うまでもありません。

　一方で、重症の精神障害者でも地域で暮らせるよう支援するプログラムの試行が開始され、これも各方面から成果が注目されています。

　このような状況にあるとき、地域精神医学会の瓦解の過程と結局は実る

46　第1部　精神医療から精神福祉へ

ことがなかった再建準備の討論から学ぶべきものが少なくないと思われます。

　地域精神医学会は1967（昭和42）年に、群馬大学精神科の生活臨床グループや「全国すっぽん会」*1のメンバーを中心に設立されました。設立当初は、地域で精神保健活動に従事する人びとから熱い期待をよせられながら、わずか5年という短い期間で学会は崩壊してしまいました。

　地域精神医学会設立の背景には以下のようなものがあったと言います[14]。

1. 1965年の精神衛生法の改訂により保健所が精神衛生行政の第一線機関とされ、保健婦（当時）、精神衛生相談員（当時）等の家庭訪問活動がはじまった。

2. 「精神病」者が狩りこまれ、隔離収容政策がすすみ、私立精神病院が増大する中で、病院精神医学会に代表されるような昭和30年代の病院内生活療法を中心とした治療幻想が行き詰っていた。

3. 高度経済成長政策下における人手不足は低賃金単純労働者として「精神病」者の社会復帰を要請していた。

　地域精神医学会の中心メンバーとなった人たちは、地域精神医学の先駆者としての誇りと自信とエネルギーをもち、病院内の生活療法に批判的な医師、あき足らないひとたちでした。

　第1回総会は、発起人たちの予想をはるかに越える大勢の参加者があり、地域精神医学会は熱気をはらんで船出しました。大学や研究室の学問とは別に地域住民と直結した活動のなかから生まれる学問があり、地域の実践を理論化することによって生まれる精神医学があるはずだという理由から、あえて「医学会」としてスタートした由です。また「地域」の範囲については「病院外の活動」に限定していました。

　第1回のシンポジウムは「私の地域精神医学――どこで、どんな考えで、どんなふうにやってきたか――」というテーマで開かれました。発表内容

＊1　1964（昭和39）年に発足し、江熊要一、岡田靖雄、高木隆郎氏らが中心となり若手の精神科医を集め、統合失調症の症例研究などを行っていた会。

は、病院や診療所との連携、地域精神医療・精神保健活動の担い手、家族会・行政との関係、産業精神保健、市民への啓発等々当時の地域精神医学の課題が網羅されています。そして、いずれの発表も入院批判、体制批判の論調で共通していたのです。

第2回総会のテーマは「病院医療と地域精神衛生活動」、第3回総会のテーマとしては「在宅患者指導技術」と「精神医療サービスネットの充実に伴う入退院基準の変化」が掲げられました。

地域精神医学会は回を重ねるにしたがい、次第に地域精神医療の理念をめぐる意見の相違が表面化してきました。第4回総会（1970年、仙台）では、地域活動のあり方を理念的にとらえ、学会を変革の運動主体にしようとする精神科医と、実際的な技術を身につけたいと願う保健師とのあいだに対立が芽生えたのです。

そのため第5回総会に向け、運営委員会は「学会総括のよびかけ」を行いました。呼びかけに応じて表明された意見は、地域活動に変質が起こっており体制化している、疾病管理のはずが人間管理になっている、精神障害者への差別と闘うことこそが緊急の課題であるなどでした。

地域精神医学会では、地域精神医療の理念と技術の関係がつねにテーマとなり、病院外の生活指導が院内生活療法の延長上にあるのではないか、地域精神医療を熱心に展開すればするほど、地域の精神障害者を排除することとなって治安対策に加担することになるのではないか、精神病院の内部の問題に目をつむったままでいいのか、等々の批判が沸き起こり、結局第6回大会が中止に追い込まれています。

第6回大会は、全関西精神医療研究会連合（以下、関西精医研）の提起したいわゆる「4点問題」をめぐって紛糾し流会となりました。

「4点問題」とは、(1) 保健婦（当時）はなぜ地域精神医療に関わるのか。地域住民のニーズとよくいうがそれは国家のニーズと容易に重なってしまう。その危険をどう考えるか。(2) 分裂病（当時）に対する「治療技術－生活臨床」は分裂病者を矮小化する病者管理の手段でないか。(3) アルコー

ル中毒問題の理解の仕方に問題がある。アルコール中毒者個人の問題だけをとりあげるのはまちがいではないか。(4) 収容所的精神病院にいかに関わるのか。というものでした。

翌年には、運営委員の任期が切れてしまい、地域精神医学会は事実上機能を停止してしまいました。

地域精神医学会の論争をふり返ってみると、要するに精神に障害をもつ人びとの人権回復運動に対する態度の相違が分岐点であったと言えそうです。

地域精神医学会が精神医療と公衆衛生のコラボレーションを可能にし、多くの保健師たちを精神保健活動に引き込んで地域精神保健活動を活発にした功績は大きいものがあります。

しかし、精神病院をどうしていくかといった基本的な課題が地域精神医学会内部で討論されず、地域でやればどうにかなるという幻想を生み出し、本質的な批判とはならなかったのです。

その後、再建に向けた討論が組織され、つぎのような総括がなされています[15]。

> 「地域精神医学会の発足は、当時の相対的に良心的・善意の人々によって先導され、その意味では従来の精神医学、精神医療への批判をこめたものであったこと。にもかかわらず、その批判は日本の精神医療の本質的な批判とならず、地域でやれば、という幻想を生み出したこと。基本的な問題、たとえば『どのようにして、治療なき拘禁の場＝精神病院をどうしていくか』といったことが、学会内部で討論されずに来たこと。」

1974 (昭和49) 年3月に開かれた「地域精神医学会再建」第1回活動者会議では、以下の4点が確認されました。

1. わが国の精神医療の現状は、「治療なき拘禁」と呼ばねばならない収容所的精神病院の広範な存在によって特徴づけられており、時には「精神障害者」は、その中で生命の危険にさらされるばかりか、現に生命を奪わ

れることさえある。この現状を厳しく批判、告発することは断固として
続けなければならない。

2. 現場では、「障害者」の人権を重んじ、医療としての最低の基準を守ることさえ軽んじられ、無視され、そのことに慣らされていくという現実がある。ひとつひとつ実践し通す中で、仲間を増やしていかなければならない。必ずしも医療関係者だけでなく、福祉事務所、町内会、家族などなどに、大胆に率直に話しかけていく必要がある。

3. 「4点問題」を自分たちが踏まえていくだけでなく、その意図するところを、具体的に明瞭な形で保健所職員と討論していく必要がある。学会再建は、やはり第6回大会が混乱した「4点問題」を踏まえてやるべきだ。

4. 学会は、当然大衆的な団体であるから、広範な人々が参加できるものにしていくよう努力しなければならない。準備会への結集を呼びかけながら各地で一層実践を強化し、同時に事務局との話し合いを行って、全会員や多くの人々に再建の呼びかけを行っていく。

　再建準備会の中心的存在であった藤澤[16]は、「こだわりたいのは、(地域精神医学会を設立した-引用者注)その人々が病院精神医療においても十分な批判的実践をなしえていたのかということである」と批判しました。

　また、寺嶋[17]は「『地域精神医学』は発足当初から『病院外の活動』という一応の共通認識で出発したために、悪徳病院に代表されるような現代の収容所的精神病院の根本的体質との接触が増してきても、それはどうしようもないアンタッチャブルな部分として残った。それは『地域精神医学』を精神病院から切り離して『精神病院の壁の外側』とするかぎり、決して全体にかかわりあうことができないということでもあった。」と撞着の本質を指摘しています。

　一方、沖縄で独自の地域活動を展開していた島は、精神病院に対する批判的視点をもたない地域精神医療は、拡大し続ける精神病院への大量長期収容を病院の外から促すものであり、「幻」にすぎないと断罪しています[18]。

　地域精神医学会が投げかけた問いに対して、その後、実践の場ではさま

ざまなかたちで答えを模索する運動が行われました（精神病院の開放化、診療所開設運動、各種の地域拠点の創設とそのネットワーク化など）。

　地域精神保健活動の評価は、精神に障害をもつ人びとが地域で暮らせる条件が整備されているかどうか。治療を受ける権利、治療を選択する権利が保障されているかどうか。市民としての権利が行使できるような場が実質的につくられているかどうかにかかっています。

　精神に障害をもつ人びとにとっての地域＝「暮らしの場」を取り戻す活動を地域精神医療に携わる者がいかに支援していけるかが問われているのです。

　たとえその場所がどこであれ、精神に障害をもつ人びとにとって「暮らしの場」となりえたとき、そこが「地域」となるのです。その意味では、病院の外に「暮らしの場」をこしらえる活動の総体が地域精神保健活動であると言い換えることもできます。

　地域精神医学会を誕生させ、かつ崩壊へと導いたものは、「病院の内」はもちろんのこと、「病院の外」も精神に障害をもつ人びとにとっての「暮らしの場」たりえていないことへの苛立ちであったのです。

　今日話題になっている地域移行支援プログラム、退院促進プログラムが、精神病院と関わりをもち精神病院を変える契機となりうるでしょうか。良質の病院とは連携が可能となっても、旧態然とした病院には何のインパクトも与えることが出来ないのではないかという危惧を禁じえません。

　ふたたび「病院は病院」「地域は地域」という固定化が残ってしまうことのない方策を編み出さなければなりません。病院《と》地域の《と》について、さらに突っ込んだ議論が必要とされています。

● 福祉と人間の尊厳

　わが国の精神保健福祉法は、戦後の精神衛生法の思想をひきずったまま、

福祉的施策をそのつど継ぎ足してできあがったキメラ的な法律です。

精神衛生法の基本的な性格は、強制入院手続法でした。その基本的な性格と福祉的施策が同居していることから、さまざまな矛盾が露呈しています。

たとえば、法の対象となる精神障害者の定義ひとつをとっても、入り口で躓いてしまうのは、法自体が持っているキメラ的性格に負うところが大なのです。

非自発的入院の手続き法としての精神医療の法制とは独立に、精神障害者のための福祉法を整備すべきであると私は考えています[19]。

法改正論議が起きるたびに、法律の基本的性格づけをめぐって議論が展開されるのですが、いつも、現実路線すなわちそれでは福祉の予算がとれないという声に押されて尻すぼみになってしまっています。

そして、各種団体から「福祉の充実」という要望書があがり、日ごろさまざまな局面で意見の対立を見ている団体同士が、その点に関しては異論が生じないのです。

ところで「福祉の充実」とはそんなに良いことなのでしょうか。あるいは「福祉」とは無前提に是認されるべきものなのでしょうか。

今日の日本では、このような問いを発することすらタブー視される風潮があります。そのような問いは、障害者とりわけ精神障害者の「福祉」が遅れている現状を固定化するものである、あるいは景気が低迷していて国が福祉を切り捨てようとしているのに加担するものである、などの批判がすぐさま起きそうです。

このテーマをめぐっていくつかの傾聴すべき発言が続いています。

たとえば、櫻田[20]は、「『福祉』の呪縛」のなかでつぎのように主張しています。

> 「従来、『福祉』の名の下に、障害のある人々に対しては、実に多くの施策が行われてきた。私は、そのような施策について、これを無意味なものであったと断じるつもりはない。確かに、『福祉』の枠組みで進められてきた施策は、どのように懐疑的に眺めても、必要なもので

あったことには違いない。しかも、『福祉』には、人間の持つ美徳が直截に反映されている。『福祉』の言葉の持つ甘美さは、『平和』、『ヒューマニズム』といった言葉の持つ響きにも、相通じている。しかし、その一方で、『それにしても……』という想いは、残るのである。」

「『福祉は佳きものである』ということが半ば『自明の前提』と化し、それに多くの人々が呪縛されることによって、かえって、障害のある人々に対して本当に行われなければならないことが、妨げられているのではないか」

「従来、我が国においては、『福祉』を受ける側の人々や『福祉』の現場に携わる人々にとって本当に好ましいのかという『福祉の内実』は、真面目に問われることなく、『福祉の充実』という目標に対しては、朝野の合意が成立してきた。」

「『福祉』の呪縛は、個々の人々が自分に誇りを持ち堂々と生きる精神を萎えさせているところがないわけではない。」

「障害者は、『社会的弱者』の枠組みの中に押し込められるのではなく、誰でもそうであるように、真っ当な欲望と願望を持ち、いつも堂々と生きていたいという想いを抱いて生きている。障害のある人々の問題について語る際には、このことを前提として押さえておく必要があろうかと思う。」

「従来、『福祉政策』に浴びせ掛けられた不満とは、あえていえば、公共サーヴィスの水準の低さと公共サーヴィスを受ける際の条件の厳しさということに依っていた。」

「『人間の矜持』に対する目配りを欠いた『福祉政策』は、率直にいって、要らないものである。公的サーヴィスの提供に必要な費用は膨らむ一方で、その公的サーヴィスを心から有り難いと思う人々がいない。従来の『福祉政策』の在り方を放置したまま、『福祉は佳きものだ』と思い続けるならば、このような『「福祉政策」の悪夢』は必ずや出現するであろう。」

第3章　戦後精神医療論争を踏まえた精神医療福祉の現在　53

また、小浜[21]は「『建て前平等主義』社会にとっては、『すべては平等な個を前提としなければならない』はずだから、『社会的弱者』の枠の確定と、それを『福祉』の理念で囲い込むことは、ポーズとしての政治的情熱を注ぎ込むかっこうの捌け口となる。『ここに弱者がいる』という分かりやすい指標に向かって、人々の社会的、政治的な意識が殺到する。どの政党もそのことだけを声高に唱えていれば、何かをやっていますというアリバイが成立するわけだ。」と述べ、「弱者を救う福祉」という戦後民主主義の理念の宣伝効果に私たちが無意識に呪縛されている結果であると指摘しています。

　さらに、第1章でも引用した佐藤[22]は、「『障害者』＝『弱者』＝福祉＝善という思考パターンが、そこから超えようとする人間にとってはときに桎梏となる、足枷となってしまうということは、わたしたちは知っておいてもいいのではないだろうか。福祉というものには、福祉の名による『囲い込み』という側面が確かにあるのであり、」「苦しいのは『障害』を持つそのこと以上に、自分が自分という存在に対して『誇り』を持って生きることができない。そしてその『誇り』とは、社会的承認と、具体的な関係の承認によってしか与えられないものだ。」と述べています。

　そのうえで「支援とは手助け・介護ではあるのだが、それは続けられてゆくなかで、人と人とのかかわりそのものになり、ついには支援ということさらな意図が消えていく、そのようなものではないかということである。そして人は、親密なかかわりのなかでこそ、互いの自己を認め合ってよく生きることができる、というきわめてあたりまえのことが、そこでもおのずとなされている。」としています。

　中西と上野[23]は、「哀れで不幸な存在というレッテルを貼らなければ、社会は障害者にサービスを受ける権利はないとしてきた。そのために福祉を受けることは恥辱であり、受けたとたんに自分の人格がおとしめられることを受容しなければならなかった。つまり保護や庇護の対象となる人々は、自分のことを自分で決定する能力もない、と見なされてきたのである。」と述べ、社会的弱者の自己定義権と自己決定権を、第3者にけっして

ゆだねないという考え方を「当事者主権」と定義しました。

　　「当事者主権は、何よりも人格の尊厳にもとづいている。主権とは自分の身体と精神に対する誰からも犯されない自己統治権、すなわち自己決定権をさす。私のこの権利は、誰にも譲ることができないし、誰からも侵されない、とする立場が『当事者主権』である。」

　　「サービスの主人公は、それを提供する側ではなく、それを受けとる側にある、という考え方は、生産優位から消費優位への市場の構造の転換と対応しているが、同時に、『利用者本位』、『お客様本位』というフレーズが、『お客様』のどのような無理難題にも応じなさいという、サービス労働者の搾取に結びついてきたことも、考慮しなければならない。当事者主権とは、サービスという資源をめぐって、受け手と送り手のあいだの新しい相互関係を切りひらく概念でもある。」

　　「自立生活運動が生んだ『自立』の概念は、それまでの近代個人主義的な『自立』の考え方——だれにも迷惑をかけずに、ひとりで生きていくこと——に、大きなパラダイム転換をもたらした。」

というのです。

浦河べてるの家の向谷地[24]は長い経験のなかからつぎのように言っています。

　　「地域の厳しい現実と無関係に、精神障害者だけが治療や援助によって『社会復帰』をして生き生きと暮らしていけるようになる——こんなことは幻想であり、それを期待することの無意味さを痛感するようになっていた。」

　　「多くの当事者は病院を生活の場とし、苦痛を除かれ、少しの不安も不快に感じ、薬を欲し、悩みそれ自体を消し去ることを目的とするかのような世界で長年暮らしてきた。そのなかでかれらは、『不安や悩みと出会いながら生きる』という人間的な営みの豊かさと可能性を見失う。しかし、べてるは、失った『悩む力』を、生きながらとりもどす場だ。」

「弱さとは、強さが弱体化したものではない。弱さとは、強さに向かうための1つのプロセスでもない。弱さには弱さとして意味があり、価値がある——このように、べてるの家には独特の『弱さの文化』がある。『強いこと』『正しいこと』に支配された価値の中で『人間とは弱いものなのだ』という事実に向き合い、そのなかで『弱さ』のもつ可能性と底力を用いた生き方を選択する。そんな暮らしの文化を育て上げてきたのだと思う。」

第4章
「社会的入院」患者の退院促進と権利擁護

●はじめに

　私は学生時代から精神病院に寝泊りをしていました。当時は、当直医の医師免許の有無が厳しく問われることのない牧歌的な時代でもありました。その精神病院では、どの病棟も入院歴の長い患者さんで占められていました。手持ち無沙汰のにせ医者は、そうした患者さん達と車座になって四方山話をして過ごしました。患者さんたちは、自分の意志に反して入院させられているのだから、家に帰りたいと思っているに違いないと予想していましたが、どの患者さんも「ここがいい」「一生ここで暮らしたい」と異口同音に言うのでした。

　病棟のなかは独特の饐えたような臭いが漂い、当時の学生の安下宿と比較しても、比べものにならないくらいひどいアメニティでしたが、慢性の患者さんたちは退院したいとは言わないのです。これには正直驚きました。

　その後、精神科医となってから、それが施設症（施設症候群）と呼ばれる事象であることを知りました。長いあいだプライバシーの保たれない収容生活を送った結果、社会へもどる意欲さえも奪われてしまっていたのです。

　患者さんたちに、病院のほうがまだましと言わせてしまう家族や地域の酷薄さに思いを馳せることになりました[1]。

　精神科医になってもしばらくは無給が続きましたので、週末はいくつかの精神病院にアルバイトにでかける生活でした。ある時、外泊に向かう患

者さんが病院の枕を抱えて出かけようとしていました。聞けば、自宅には自分用の枕がないのだと言います。彼は家庭のなかに居場所がもはやなくなっていたのでしょう。

　私は、職場を大学病院、地域独立型デイケア施設、保健所、一般病院精神科と異動し、目下私立大学の精神科病院に籍を置いています。昔、精神科医を病院人vs地域人と分ける考え方がありましたが、そのような分け方からいうと、私は病院と地域の境界人であろうと心がけてきたように思います。病院と地域の両方に目配りできる医療人でありたいと今でも願っています。

●「社会的入院」の実態

　日本の精神病院は、①1960年～70年にかけて民間の精神病院が乱立し、1970年以降、個々の精神病院がマンモス化した。②マンパワー不足から隔離・身体拘束の乱用・多剤大量投薬・人権無視が頻発して治療環境が悪化した。③その結果、長期入院患者が増加した、という特徴を有しています。

　厚生労働省は、2004（平成16）年9月に「精神保健医療福祉改革ビジョン（以下、「改革ビジョン」）」をとりまとめました。

　「改革ビジョン」は「入院医療中心から地域生活中心へ」という基本理念を掲げ、10年間に「受け入れ条件が整えば退院可能」ないわゆる「社会的入院患者」7万2千人を退院させるという方針を明らかにし、あわせて必要とされる社会復帰施設等の整備を図ることを明言しました。

　計画年の前半5年が経過した2009（平成21）年、厚生労働省は「今後の精神保健医療福祉のあり方等に関する検討会」を立ち上げ、9月に「精神保健医療福祉の更なる改革に向けて」と題する報告書（以下、「報告書」）をまとめました。

　「報告書」は「地域を拠点とする共生社会の実現」をスローガンに掲げ、

「精神医療の質を向上させるために、精神障害により失われた様々な機能や生活を回復するというリハビリテーションの理念の上に立って、入院患者の地域移行の一層の推進や病床数の適正化の取組等を通じて、一般医療の水準を目指した人員の充実とそれに応じた評価の充実を図ることにより、精神障害者の人権への配慮が十分に行われ、かつ、国民がより安心して利用できる医療とする」という基本的な姿勢を明示しました。

「報告書」によれば、受け入れ条件が整えば退院可能な患者は約7万6千人で、入院患者の約23％を占めるとされました。その詳細は、(1) 入院期間別にみると、1年未満入院患者が約2万5千人（受け入れ条件が整えば退院可能な患者の約33％）、1年以上5年未満入院患者が約2万2千人（同約30％）、5年以上10年未満入院患者が約1万人（同約14％）、10年以上入院患者が1万7千人（同約24％）となっている。(2) 年齢別にみると、受け入れ条件が整えば退院可能な患者のうち55歳未満の患者は約30％、55歳以上の患者は約70％となっている。65歳以上の患者は45％を占めている。(3) 疾患別でみると、統合失調症の患者が約4万4千人で約6割を占め、認知症患者が約1万3千人で約13％となっている。

そのうえで、「改革ビジョン」の後期5ヵ年の具体的な数値目標が示されました。新たな目標値によると、統合失調症による入院患者数を今後5年間で約15万人まで減らすとされていました。この数値を平成17年と比較すると、約4万6千人の減となります。また、各都道府県の平均残存率（1年未満群）を24％以下に抑え、各都道府県の退院率（1年以上群）を29％以上にするという「改革ビジョン」の数値目標も引き続き維持するとしました。精神病床についても今後5年間で6万9千床の削減に向けて誘導するとしていました。

10年以上の長期入院を強いられ、65歳を超えてしまった統合失調症の患者さんが地域に戻ることは果たして可能なのでしょうか。

●退院促進・地域移行支援事業の実態

　いわゆる「社会的入院」と呼ばれる長期入院患者さんを減らすために、厚生労働省は2003（平成15）年から「退院促進支援事業」を推進してきました。

　「退院促進支援事業」の実施主体は都道府県および指定都市で、「精神科病院に入院している精神障害者のうち、症状が安定しており、受入れ条件が整えば退院可能である者」を対象に、自立支援計画に基づき、精神障害者通所授産施設における授産活動、グループホームにおける体験入居、小規模作業所における作業等の訓練や日常生活を営むのに必要な活動等の退院のための訓練を行うことにより、精神障害者の社会的自立を促進することを目的にしていました。

　退院訓練の期間は原則6ヶ月以内とされましたが、必要に応じて更新することができるとされ、地域生活への移行にあたって引き続き自立支援員（精神障害者の福祉に理解を有する者であって、精神保健福祉士またはこれと同等程度の知識を有する者）による支援が必要と協議会が認めた場合には、退院後1ヶ月にかぎり、支援を継続することができるとされました。

　本事業は精神病院の広汎な協力を得ることができずに失敗したと一般には評価されています。

　しかしながら、事業の構想そのものにもいくつかの欠陥が存在します。病院の中で症状が安定していたとしても、病院の外に出ると途端に不安定になるのが施設症の特徴でもあります。したがって受け入れ条件が整えば退院できるとはかぎらないのです。つぎに、協力施設での訓練等は、地域でひとりで暮らすためにはまったく役に立ちません。地域で暮らせるかどうかはそのような訓練とは無関係なのです。さらに、本当の支援は退院後にこそあるのに、支援が1ヶ月で打ち切られるというのも理解に苦しみます。

　結局、本事業は拡大することなく終り、2008（平成20）年度からの「地域移行支援特別対策事業」に引き継がれました。

図4-1 精神障害者地域移行支援特別対策事業（厚生労働省）

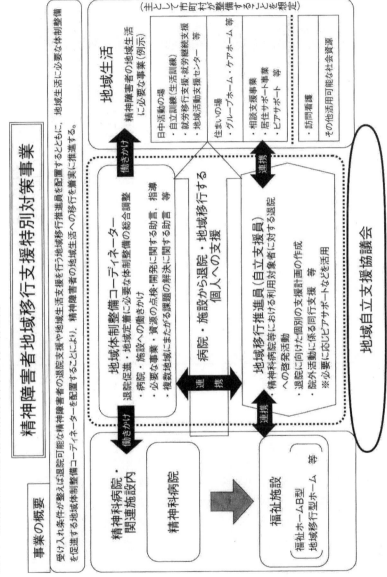

第4章 「社会的入院」患者の退院促進と権利擁護 | 61

図4-2　地域移行推進員及び地域体制整備コーディネーター（厚生労働省）

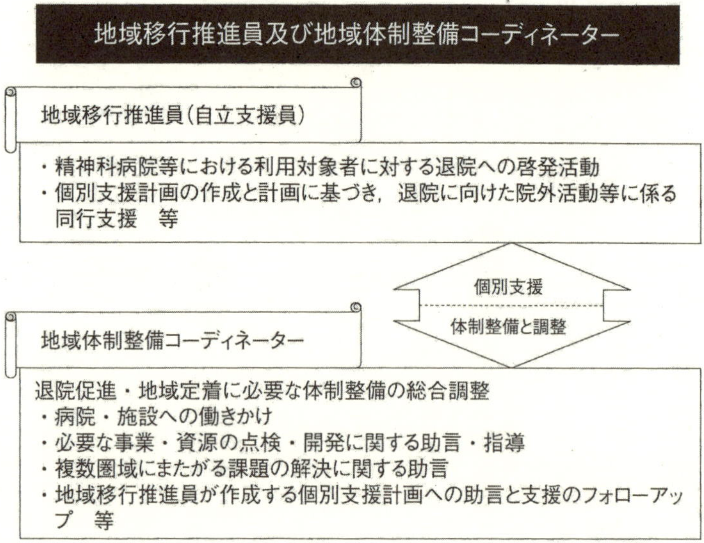

地域移行推進員及び地域体制整備コーディネーター

地域移行推進員（自立支援員）

・精神科病院等における利用対象者に対する退院への啓発活動
・個別支援計画の作成と計画に基づき，退院に向けた院外活動等に係る
　同行支援　等

個別支援

体制整備と調整

地域体制整備コーディネーター

退院促進・地域定着に必要な体制整備の総合調整
・病院・施設への働きかけ
・必要な事業・資源の点検・開発に関する助言・指導
・複数圏域にまたがる課題の解決に関する助言
・地域移行推進員が作成する個別支援計画への助言と支援のフォローアッ
　プ　等

　「地域移行支援特別対策事業」は「受け入れ条件が整えば退院可能な精神
障害者の退院支援や地域生活支援を行う地域移行支援推進員（自立支援員）
を配置するとともに、地域生活に必要な体制整備を促進する地域体制整備
コーディネーターを配置することにより、精神障害者の地域生活への移行
を着実に推進する」事業（図4-1）で、都道府県が実施主体となって、「入院
から地域生活へ送り出す力」「地域から病院へ迎えに行く力」「地域生活が
安定・定着するための力」の3つの力を統合調整しながら「地域づくり」を
めざすとされました。

　都道府県は、各圏域に1名以上の精神保健福祉士等を地域体制整備コー
ディネーターとして配置し、①病院・施設への働きかけ、②必要な事業・
資源の点検・開発に関する助言・指導、③複数圏域にまたがる課題の解決
に関する助言、④地域移行推進員が作成する個別支援計画への助言と支援
のフォローアップ、等を行い、退院促進・地域定着に必要な体制整備の総

表4-1　精神障害者地域移行支援特別対策事業の実績（平成21年6月末現在）

	実施自治体数	全国域数	実施国域数	実施国域数／全国域数	事業対象者数（人）	退院者数（人）
平成15年度	16（含指定都市1）	－	－	－	226	72
平成16年度	28（含指定都市3）	－	－	－	478	149
平成17年度	29（含指定都市6）	－	－	－	612	258
平成18年度	26都道府県	385	148	38.4%	786	261
平成19年度	42都道府県	389	236	60.7%	1,508	544
平成20年度	45都道府県	386	295	76.4%	2,021	745
平成21年度	47都道府県	389	337	86.6%	－	－

＊平成15年度から平成17年度まではモデル事業、平成18年度～平成19年度までは、精神障害者退院促進支援事業として実施。
＊退院者数については、当該年度内に退院した者の数であり、年度を越えて退院した者の数は含まれていない。
＊平成21年度は実施予定も含む。

文献2）21ページより引用

合調整を行わせるとしていました（図4-2）。

　しかしながら、過去6年間で2つの事業の対象となった長期入院患者は全国で5,631人、そのうち退院にいたった患者は、わずか2,029人、36%にすぎません（表4-1）。

　「改革ビジョン」の前半5年を終えての目標達成率は、7万2千人に対して3%にも満たない結果となったのです。

　「地域移行支援特別対策事業」が不振に終わった要因について古屋[2]は「この事業に理解を示し協力を申し出る病院が少ない、趣旨は認めるが適当な対象事例がないと病院側から断られる、ようやく対象者があがっても病棟スタッフの積極的な協力がえられない、地域機関の職員の病棟立ち入りが認められない、入院患者への広報活動や働きかけが認められない、等々枚挙にいとまがない。日頃からの病院と地域の疎通性のなさ、連携体験の乏しさ、病院の風通しの悪さ等が、如実に浮かびあがってくる」と述べて、

病院と地域の連携の難しさを指摘しています。

くわえて、退院促進が進まない要因は地域の側にもあるとして、古屋[3]はつぎのように述べています。「在宅で地域に定着している患者へのサービス提供は、これまでも積極的に展開されています。しかし、より支援を要する重篤な患者の地域移行を支援していくだけの人員もノウハウも、地域には乏しいのが現実です。比較的軽度の社会適応の良い患者の受け入れを優先し、上澄みのリハビリテーションが進められてきた傾向もあります。」

いずれにしろ、日本の精神医療の負の遺産ともいうべき「社会的入院」の解消には、膨大なエネルギーと莫大な予算とを要することになったのです。

●東北福祉大学せんだんホスピタルの現況

宮城県における受け入れ条件が整えば退院可能な患者は、①全体で1,512人にのぼり、入院患者の3割を占めています。②年齢別では60歳以上が56.3％と半数を占めています。③入院期間別では10年以上が23.1％を占めています。④疾患別では統合失調症が半数以上を占めています。

宮城県の課題として、①精神科急性期治療病棟が不足している、②児童・思春期病棟が皆無である、③措置入院指定医療機関は多数あるが、入院先の確保が困難となっている、ことがあげられていました。

そのような課題に応えるために、「東北福祉大学せんだんホスピタル（以下、当院）」（病床数144床）が東北福祉大学の附属病院として、2008（平成20）年6月に開院しました。2009（平成21）年4月には院内学級を開級し、思春期デイケアも始めています。

病棟の構成は急性期治療病棟48床、精神一般病棟48床、児童思春期病棟48床となっています。外来の診療科目は精神科・児童精神科・内科・神経内科です。

当院の特徴は、以下のとおりです。

1) 急性期対応型の精神病院として短期集中型の医療をめざし、早期の地域復帰を可能にする諸活動を行う。
2) 児童思春期の精神医療を目的とする専門病棟を開設し専門スタッフを配置した。
3) 関連法人が運営する高齢者施設群との密接な連携のもと、高齢者が残存能力を生かして豊かな人生を過ごせるよう尊厳に配慮した医療を行う。
4) 包括型地域生活支援（ACT）部門を設置して、たとえ重度の精神障害者であっても、入院せずに地域生活が送られるように訪問による支援体制を整備した。
5) 地域医療連携室を設置して一般病院・診療所からの診療依頼に対応する。
6) 保健師・看護師・精神保健福祉士・臨床心理士・作業療法士・理学療法士・医療経営管理をめざす学生たちに実習の場を提供する。
7) メンタルヘルスの増進、認知症の介護予防などについて、最新の知見を地域の方々に届ける。

　職員の構成は常勤医師が9名（精神保健指定医8名、内科医1名）、非常勤医師が5名（精神科医2名、内科医2名、神経内科医1名）、看護師：常勤72名、非常勤1名、精神保健福祉士：常勤8名、臨床心理士：常勤4名、非常勤1名、作業療法士：常勤4名、非常勤1名、薬剤師：常勤2名、非常勤2名、臨床検査技師：2名（以下、すべて常勤）、診療放射線技師：1名、管理栄養士：1名、看護補助者6名などとなっています。

　当院の機能を評価するために、東京地業研が東京都の精神病院のランクづけに用いた指標を用いて、レーダーチャートを作成してみたのが図4-3です。総合得点は37点で、機能がもっとも高い群に分類されることが分かります[4]。

　平成20年度（平成20年6月～平成21年3月）から29年度までの外来・入院の実績の概要を表4-2に示しました。毎日4人前後の新患があり、毎日1～2人の入院と退院があります。

　当院の全病棟の平均在院日数は平成20年度が72日、平成29年度が95日

図4-3 当院の機能評価(平成21年度)

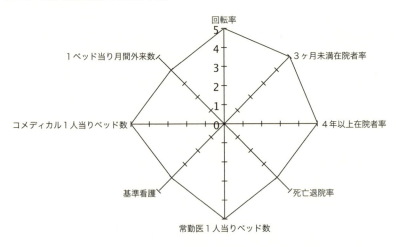

表4-2 実績の概要

	精神科新患数	1日平均外来患者数	新入院患者数	退院患者数	平均在院日数
平成20年度	1,073人	33.1人	235人	168人	72日
平成21年度	1,013人	59.0人	357人	335人	76日
平成22年度	877人	73.2人	385人	373人	90日
平成23年度	912人	85.6人	374人	383人	98日
平成24年度	750人	90.7人	341人	355人	99日
平成25年度	705人	93.4人	323人	305人	110日
平成26年度	686人	93.6人	285人	289人	117日
平成27年度	706人	92.7人	303人	318人	108日
平成28年度	753人	98.1人	347人	338人	95日
平成29年度	763人	102.1人	352人	337人	95日

と、当初計画した短期集中型の精神医療がほぼ実現しています。

　平成21年度の精神科新患数は1,013人でしたが、その年齢別構成は図4-4のとおりです。若年層、成人層、老年層がそれぞれおよそ3分の1ずつの割合となっています。

　地域医療連携室では平成21年度だけで148ヶ所の医療施設と関係機関から505人の患者さんの紹介を受けています。

　平成21年度の新患の診断別分類を図4-5に示しました。神経症性障害圏

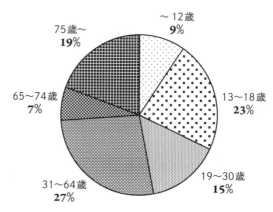

図4-4　新患の年齢別構成（平成21年度）

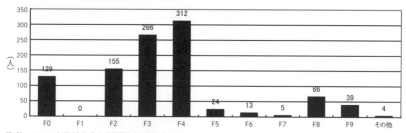

図4-5　新患の診断別分類（平成21年度）

備考　F0　症状性を含む器質性精神障害
　　　F1　精神作用物質使用による精神および行動の障害
　　　F2　統合失調症、統合失調症型障害および妄想性障害
　　　F3　気分［感情］障害
　　　F4　神経症性障害、ストレス関連障害および身体表現性障害
　　　F5　生理的障害および身体的要因に関連した行動症候群
　　　F6　成人の人格および行動の障害
　　　F7　知的障害（精神遅滞）
　　　F8　心理的発達の障害
　　　F9　小児（児童）期および青年期に通常発症する行動および情緒の障害

(F4) がもっとも多く、ついで気分（感情）障害圏（F3）、統合失調症圏（F2）と続いています。心理的発達の障害（F8）、小児期および青年期に通常発症する行動および情緒の障害（F9）が比較的多いのが当院の特徴とも言えます。

　必要とされるマンパワーを配置し、短期入院・早期の地域復帰をめざす活動を全職員が一丸となって展開することによって、あらたな「社会的入院」の発生を防ぐことが可能になるではないでしょうか。

● 入院患者さんの権利擁護

　入院患者さんの権利擁護とは、煎じ詰めれば、不必要な入院を避けることの謂に尽きるのです。

　地域で活動する保健師からは、病院が開放的であろうと閉鎖的であろうと、入院期間が短くて早期に患者さんを地域に戻してくれる病院が「いい病院」であるとの指摘が、すでに1970年代になされていました[5]。

　1991（平成3）年に国連において採択された「精神疾患を有する者の保護およびメンタルヘルスケアの改善のための諸原則」には、つぎのような勧告が盛りこまれています。

1) すべての者はもっとも有効なメンタルヘルスケアを受ける権利をもつ。精神疾患を有する者、または治療を受けているすべての者は、人道的かつ人間固有の尊厳を尊重して処遇される。精神病を理由とする差別があってはならない（原則1　基本的な自由と権利）。

2) すべての精神疾患を有する者は、可能なかぎり、地域において生活し働く権利をもつ（原則3　地域での生活）。

3) すべての患者は、できるかぎり、自分が居住する地域で治療を受け、ケアされる権利をもつ。治療が病院で行われる場合でも、患者は自分の家の近くの病院で治療される権利、およびできるだけ早期に地

域に戻る権利をもつ（原則7　地域と文化の役割）。

4）すべての患者は、他の疾病をもつ者と同一の基準に則してケアおよび治療を受ける権利をもつ。すべての患者は、不適切な投薬を含めた危害、他の患者・職員もしくは他人による虐待、または精神的苦痛もしくは身体的不快をもたらす行為から保護される（原則8　ケアの基準）。

5）すべての患者は、もっとも制限の少ない環境で、もっとも制約が少なく、もっとも侵襲的でない治療を受ける権利をもつ。すべての患者の治療およびケアは、個別的に定められた治療計画に基づいて行われる。メンタルヘルスケアは、常に精神保健従事者にふさわしい倫理基準に則して提供される。すべての患者の治療は、個人の自律性を維持し増進することに向けられる（原則9　治療）。

6）原則として、患者のインフォームド・コンセントなしに治療は行われない。患者のインフォームド・コンセントなしに認められる治療であっても、患者に対し、できるかぎり治療の特徴および可能な代替治療について知らせ、治療計画に患者を参加させるようにあらゆる努力が払われる（原則11　治療の同意）。

「できるだけ早期に地域に戻る」ことは、患者の権利として、国連原則に謳われているのです。私たちは常に日々の活動を、このような基準に照らして振りかえって見る必要があるでしょう。

●おわりに

日本精神保健福祉士協会は、平成20年度に、各都道府県の精神障害者地域移行支援特別対策事業担当者を対象にアンケート調査を実施しました。そのなかに、精神保健福祉士に期待することを、自由記載で問うている項目があります[6]。多様な期待が寄せられていますが、大別すると、①

病院と地域の橋渡し（病院のPSWは地域に、地域のPSWは病院に入って交流を深めて欲しい）、②インフォーマルなネットワークの形成、③対象者の意向の代弁と権利擁護、④対象者の地域定着のための個別支援、⑤対象者のエンパワメント、⑥地域のなかでの社会資源作り、⑦家族および他職種への啓発と働きかけ、などに分けられます。

　ところで、対象者のエンパワメントのために、本人のストレングスに着目するリカバリーの概念が、近年注目を浴びています。リカバリーとは、家族、友人と一緒に時間を過ごし、仕事をし、楽しんだり、悲しんだり、普通の気持ちをいろいろ体験しながら生活することであるとされています。

　私たちの仕事は「希望を持ち続けて、メンバーのリカバリーに伴う継続的なストレスや冒険、失敗や成功をサポートしていくことだ」とレーガン[7]は述べています。また「援助する、ケアをする、という大義名分を掲げて、希望を踏みにじったり、無力感を押しつけたり、責任を奪い取るような場合はないかどうか、気をつけなければならない。」[7]とも述べています。私たちは、対象者と関わるときに、ともすると能力主義的な社会の価値観に囚われてしまい、「障害の受容」がリハビリテーションの原点と考えがちですが、もう一度「障害の受容」の意味を再考してみる必要もあるのでしょう[8]。

　冒頭で述べたように、私は境界人であり続けることによって、常に病院と地域の両方に目配りすることを迫られ、自らの視点の自己変革を求められ続けたように思います。

　柏木[9]もまた「ソーシャルワーカーは職場が病院であると地域であるとを問わず、クリネー（臨床の場）から飛び出し、開かれたトポス（生きる場）を見通す視点でかかわりを持たなければならない」ことを指摘しています。

> ## コラム 1
>
> # 「改革ビジョン」批判

● はじめに

　2002（平成14）年12月、社会保障審議会障害者部会精神障害分会は「今後の精神保健福祉施策について」と題する報告書をまとめました。つづいて厚生労働大臣を本部長とする精神保健福祉対策本部が設置され、2003（平成15）年5月には、中間報告「精神保健福祉の改革に向けた今後の対策の方向」が発表されました。それに基づき「心の健康問題の正しい理解のための普及啓発検討会」「精神病床等に関する検討会」「精神障害者の地域生活支援の在り方に関する検討会」がそれぞれ開かれ、2004（平成16）年3月と8月に最終報告書が公表されました。

　3検討会のまとめを基に同年9月に「精神保健医療福祉改革ビジョン（以下、「改革ビジョン」）が精神保健福祉対策本部から出され、さらに同年10月には厚生労働省障害保健福祉部より「今後の障害保健福祉施策について（改革のグランドデザイン案）」が示されました。

　「改革ビジョン」は、今後10年間（当時）のわが国の精神保健医療福祉が進むべき方向性を明示するものとして、各方面から注目され大きな論議を呼びました。

　「改革ビジョン」に示されていた「地域生活支援体系の再編」については、基本的な方向として、(1) ライフステージに応じた住・生活・活動等の支援体系の再編、(2) 重層的な相談支援体制の確立、(3) 市町村を中心とした

71

計画的なサービス提供体制の整備、の3本柱が打ち出されました。

そして、当面の重点施策として、(1) 障害程度等の尺度の明確化、(2) 住居支援体制の強化、(3) 雇用の促進、(4) 就労支援・活動支援体制の強化、(5) 居宅生活支援体制の充実、(6) 社会復帰施設の機能評価と報酬体系の見直し、(7) 社会復帰意欲を促す相談支援体制の整備、(8) 市町村を中心とした地域生活支援体制への円滑な移行、が謳われました。

●「精神障害者の地域生活支援の在り方に関する検討会
（以下、「検討会」）」の審議経過

2003（平成15）年10月に開かれた第1回「検討会」で厚生労働省から6点にわたって「論点整理」が提示されました。以来、12回におよぶ精力的な審議が行われ、2004（平成16）年7月に「最終まとめ」が完成しました。

「最終まとめ」の骨格は、市町村を実施主体とし、国と都道府県がバックアップする形で、精神障害者に対する住居・就労支援を含めた生活支援を、ケアマネジメントの手法を用いて計画的に実施するというものでした。

1. 現状分析

現状分析について、委員のあいだからは、地域格差や機能未分化についての原因の解明が不十分であり、このさき単に量的な拡大を図るだけでいいのか疑問視する声が聞かれました。社会復帰施設の類型を含めて枠組みの転換を検討すべきであるとの意見も出されています。

2.「自立生活支援計画」の策定

「検討会」では、「自立生活支援計画」を立てる際にケアマネジメントを手法として用いることに異論はなかったものの、ケアマネジメントを財政的な裏づけをもった制度とすることについては賛否両論がありました。また「自立生活支援計画」策定にあたってはあくまでも利用者のニーズに依拠す

べきであるとの意見が強く打ち出されています。

3. 市町村の役割

　あらたな地域生活支援体系の実現を市町村に任せても、現在の財政状況では、十分な施策の展開が望めず、地域格差が固定するのではないかとの危惧が委員から表明されました。

　しかしながら、実施主体を明確にしない計画は意味がないという強い意見により、市町村の責任と役割が明記されることとなったのです。

　財政支援を含め、市町村に対する国と都道府県のバックアップ体制の構築が施策実現の鍵を握ることになりました。

●地域生活支援における利用者の声

　「検討会」の席上「自立生活支援計画」は利用者のニーズに依拠して作成されるべきであるし、ケアマネジメントの中心にはいつも利用者がいなくてはならないということが、再三にわたって強調されました。

　しかしながら、利用者の言葉から正確なニーズを把握し、そのニーズを地域生活支援に結びつけていくという課題は必ずしも容易なことではありません。今ある社会資源を活用するためにも、あるいは社会復帰施設その他の社会資源の拡充を図るためにも、支援に当たる者は利用者の声に耳を傾け、利用者の体験を深く理解する努力を続けなければなりません。

　利用者を中心に据えて、ケアマネージャーとコーディネーター（行政の相談窓口）が相互に顔の見える関係のネットワークを形成し、利用者に共感的に寄り添いながら、相互に補完しあって柔軟に役割を分担できてはじめてケアマネジメントはその威力を発揮できます。

　利用者参加によるケア会議は、利用者が直接自分の希望や状況を支援者に率直に伝えられ、サービス提供者に直接会える場となり、サービスの自

己選択をサポートする機会となり得ます。さらには、自分のニーズを実現するためにどれだけの支援者が関わるのかを知り、利用者を中心とするネットワークを形成する場となり、利用者・支援者相互のエンパワーメントの場としても機能することが確認されています。しかしながら、利用者・支援者とも関わる人びとが増えるにつれて、ケア会議の日程調整が困難となり、開催自体が不可能になることも少なくありません。

● 地 方 分 権 と 地 域 生 活 支 援

　今後の地域生活支援活動の拠点として、その機能の強化が謳われた地域生活支援センターは、整備状況に大きな地域格差があります。その他の社会復帰施設（入所・通所）等においても地域格差が著しいことはつとに指摘されていることです。

　2000（平成12）年4月に施行された地方分権一括法による地方分権改革の骨子は、以下の4点にまとめることができます。

　第1は、戦後に民主化されたと言われる中央－自治体関係の中で最大の矛盾とされてきた機関委任事務制度が、全廃された。

　第2は、自治体の自治的行政組織権を制約してきた必置規制が、大幅に緩和された。

　第3は、地方事務官制度が廃止された。

　第4は、機関委任事務制度の全廃によって、各省大臣（主務大臣）と知事・市町村長との関係は、法制度上、対等の関係へと変化した。

　そのため、中央各省と自治体との間に、法令等の解釈をめぐって紛争が生じた場合の国地方係争処理委員会も設置されました。

　戦後資本主義社会は、いずれも「福祉国家」の建設を目標として掲げました。社会保障・社会福祉政策の推進、累進性の高い所得税制を中心とした租税システムによる所得の再分配、そして市場経済の景気循環に対抗す

る景気調整政策の展開が、「福祉国家」の骨格をなしています。この過程において、政府の構造はおしなべて集権化の傾向をたどったのです。

　ところが70年代後半以降、「福祉国家」は経済の停滞をもたらしているばかりか、社会の創造力を弱めているとの批判が展開されるようになりました。直接的な契機は、70年代に先進国経済を覆ったスタグフレーションにあります。

　そのため、政府公共部門や政府を機軸とした社会システムを見直す動きが生じたのです。日本が課題とする地方分権改革は、先進経済国に共通してみられる政府公共部門の改革の動きと軌を一にしています。

　ちなみに、福祉の原義を人間の幸福な状態という意味に解するなら、「福祉国家」とは、近代化と産業化のマイナス効果によって悪化してきた国民の福祉を、回復しようとする政策を掲げる国家のことです。近代化は、高度経済成長の結果として、地球環境問題の登場や基礎社会としての核家族の機能喪失、核家族そのものの解体など新しい課題に直面することになりました。そのため「福祉国家」の新しい課題は、国家が家族の中に入っていくという問題として定式化されねばならなくなったと主張する論者もいます。高齢者介護の問題はその典型です。

　地方分権改革とまったく同時期に介護保険制度がスタートしました。介護保険を円滑に運営する責任は、地方自治体が負うことになったのです。

　市町村は、介護保険の保険者として地域のニーズを把握して事業計画を立て、保険料を設定し、サービス供給の安定化に努めるという役割を担うことになりました。すなわち、地域の実情を反映したサービスを、住民の財政的負担と比較考量しながら提供していくことが求められたのです。このことは、高齢者介護という分野において、市町村の自己決定権が自己責任をともなって拡大したことを意味し、介護保険制度は地方分権の試金石とされたのです。

　地方分権は、自治体の自己決定権を拡大することによって国民生活に利益をもたらすからこそ求められるのです。ところが、地方分権が必ず国民

に利益をもたらすとは限りません。地方分権は、改善にも改悪にもなりうる手段であると指摘されています。

　介護保険の場合も、それ自体が利用者の満足度向上に結びつく制度ではありませんでした。自治体が、地域の実情を十分に認識し、足りない部分を明確にし、それを埋める施策を講じてはじめて、利用者の満足をもたらし得たのです。そして、その自治体の行動が、地域の実情に合わせた介護システムの構築に結びついたのです。

　介護サービスについては、介護保険施行前から、地域格差が存在していましたが、施行後格差はさらに拡がっているという報告もあります。

　介護保険に積極的な市町村に住んでいる人と、消極的な市町村に住んでいる人とでは、同じだけ介護サービスを必要としていたとしても、受けられるサービスは大きく違うのが現実です。

　介護保険制度における地域格差と既成の介護サービスに割り当てるだけになっているケアマネジメントの現状が「検討会」でもしばしば話題になり、介護保険制度の轍は踏みたくないというのが委員に共通する意見でもあったのです。

　ところで、地方自治の重要な原理には、団体自治の原理に加えてもう一つ住民自治の原理があります。住民の意思を地方自治に反映させ、その結果を受容する権利と義務が住民側に生じるとする考え方です。言い換えれば、地方分権により市町村に委譲された施策を生かせるかどうかは、住民運動のあり方次第とも言えるのです。

　「検討会」が提示した「精神障害者の地域生活支援の在り方」に盛り込まれた施策が実現するか否かは、市町村の取り組みはもとより、国・都道府県の財政支援を含めたバックアップ体制がいかに形成されるかにかかっていることは当然ですが、他方で住民である利用者と支援者の運動がどこまで展開できるかにもかかっているのです。

● おわりに

　国は、「改革ビジョン」において目標年次を10年と定め、(1) 国民意識の変革、(2) 精神医療体系の再編、(3) 地域生活支援体系の再編、(4) 人材・財源配分の見直し、を行うとしていました。さらに、10年を5年ごとの第1期と第2期に分け、それぞれについて第1期の数値目標を明示しています。

　「地域生活支援体系の再編」の第1期の目標としては、主なものとして以下の7項目が盛り込まれました。①重層的な相談支援体制を中心に、住・生活・活動の総合的な支援体系を整備する。②市町村による相談支援体制を基礎に、障害保健福祉圏域、都道府県の3層構造の体制を標準とする。③障害者の単身入居を促進するための体制を障害保健福祉圏域ごとに確保する。④既存の授産施設等を継続的就労、就労移行支援、自立訓練、憩いの場と機能面から再編する。⑤社会復帰施設の支払方式を施設単位から個人単位に見直す。⑥市町村等が、ケアマネジメントを活用し総合的な「自立生活支援計画」を策定した上で、給付決定がなされる仕組みとする。⑦障害程度を明確にする尺度を開発し、精神障害者保健福祉手帳に写真を貼付する。

　ここでは、「検討会」の審議経過を振り返りながら、いずれの施策を実現するに当たっても、利用者のニーズを的確に把握し、そのニーズにそった計画が策定される必要があること、また、市町村の果すべき役割はいっそう重要になるが、あわせて自治体単位の精神保健医療福祉の実現をめざして、自治体住民側の運動も要請されていること、を指摘しました。

第5章
「病床転換型居住系施設」構想批判

● はじめに

　現在、わが国の精神病院の入院患者数はわずかに減少傾向にあるとはいえ30万人を超え、人口当たり病床数は経済開発協力機構（OECD）加盟国のなかでもっとも多く、平均在院日数も283日を超して、諸外国の平均と極端にかけ離れて長くなっています。しかも65歳以上の高齢者が48％を占めるに至っています。そのため、わが国は精神障害者を病院に長期に隔離し続けている収容所国家として国際的な批判を浴び続けてきました。

　鍵と鉄格子に象徴される病院の扉を開き、入院患者さんの生活規制をひとつひとつ解除していき、病院を地域に開かれたものにして行こうという運動が1970年代に全国的に展開されました。いわゆる開放化運動と称される運動です。

　病院の開放化を外側から支える地域活動として、①アパート退院、共同住居の運営、②デイケア、作業所、憩いの家などの設置、③保健所・福祉事務所等との連携などが試みられました。

　地域における諸活動は、病院が牢固としてもっていた権威主義やヒエラルヒー構造から、出発点において自由であり得ました。そのため、たがいにひとりの人間として、横並びの関係を形成しやすかったとも言えます。

　また、精神科の専門職以外の人びとやボランティアの参加は、従来の固定的な精神障害者観を覆すのに大いに寄与するところとなりました。

開放化運動は、入院患者さんの生活の自由化および地域化をもたらしました。自由化は、精神障害者に対する市民の偏見を大きく変え、障害者自身のカミングアウトの素地を作りました。また、地域化は、病院周辺から始まって、文字通り同心円状に地域を障害者が住める街に変える契機を作りました。

　開放化運動が、地域におけるデイケアや共同作業所の設立を促し、今日の地域リハビリテーション時代の端緒を切り開いたことは間違いありません。それは、そもそも運動のなかに、同時代の市民運動と連帯しようとする志向が内在していたからです。

　また、「生活者としての患者」という視点は、当事者運動誕生の機運を醸成しました。

　しかしながら、入院患者さんの長期在院傾向には歯止めがかからず、平均在院日数は短縮しませんでした。開放率も、日本全体で見るとき、30パーセント台に留まりました。

　その後、時代は移り変わり、地域にさまざまな社会資源が配置された現在においては、開放化がそれのみでは運動のスローガンとしての有効性をもち得なくなりました。

　今日では、病院の機能を急性期治療や救急医療に特化し、その前後の医療はデイケアや訪問医療で継続する方向へと大きく転換が図られています。病院を住む場所にするのではなく、開放的な処遇が可能な患者さんは速やかに地域の生活に戻すべきであるという考えが主流となったのです。

　病院が開放的であれ閉鎖的であれ、入院の長期化こそが精神に障害をもつ人びとの生活力を奪うという実態があきらかになったからです[1]。

● 地域で暮らすということ

---

1) 仙台市の地域精神保健福祉活動

　仙台市は1983（昭和58）年に地域に独立したデイケア専門施設として「仙

台市デイケアセンター（以下、「センター」）」を全国に先がけて開設しました。地域で暮らす精神に障害を有する人びとに、在宅生活を送りながらリハビリテーション医療を提供するための通所型の施設です2)。

その後医療機関にデイケアが普及するにつれて、公的なデイケア施設は全国的に閉鎖に追い込まれていきますが、仙台市は現在も組織変更を加えながらデイケア治療を継承し続けています。

「センター」開設の翌年には家族会が「共同作業所」設立のための運動を開始し、1985（昭和60）年に公設民営の「三居沢共同作業所」を開所しました。仙台市では最初の作業所であり、仙台市における精神障害者の地域活動の拠点になった施設ということができます。

1989（平成元）年には、仙台市からの出資を得て社会福祉法人「緑仙会」が設立され、各種社会復帰施設を運営することになりました。当初は通所授産施設2か所、生活訓練施設1か所、地域生活支援センター1か所を運営していました。

2004（平成16）年には、仙台市における指定管理者制度の適用を受けて、いずれも市の委託事業とされました。

2005（平成17）年の障害者自立支援法の成立にともない、地域生活支援センターは相談支援事業所に衣替えをし、当事者による電話相談（ピアコール）なども実施しています。

2010（平成22）年には、新しい施設体系への移行にともなって、通所授産施設は就労移行支援事業所・就労継続支援B型事業所に、また生活訓練施設は自立訓練（生活訓練）・宿泊型自立訓練事業所になりました。現在は46名の職員体制で、地域に暮らす精神障害者を支えています。

一方、地域の家族会である「NPO法人みどり会」も、独自にグループホーム2か所と小規模作業所2か所を運営しています。

仙台市では現在、民間の相談支援事業所、障害福祉サービス事業所、障害者小規模地域活動センター、グループホーム・ケアホームが多数存在して地域精神保健福祉活動を展開しています3)。

1998（平成10）年には、自助グループや家族会、施設運営団体が連携の強化を目的に「NPO法人仙台市精神保健福祉団体連絡協議会（仙精連）」を結成し、夜間の電話相談（ナイトライン）にも対応しています。

さらに、当事者によるセルフヘルプグループ、ピアサポートグループ、スピーカーズビューロー活動なども積極的に展開されています。

2）仙台市内の精神科医療

仙台市内のクリニックには熱心に地域活動に取り組むところがいくつかありますが、なかでも原クリニックを中心とした活動は突出しています。デイケアや共同作業所はもとより、「ハートインみやぎ」と称する啓発活動を1994（平成6）年以降息長く続けています。かつて仙台市をルポした著者たちは「（仙台市の状況は）当事者にとって、かなりの夢のある街中の生活ができるのではないだろうか」「日本でもここまでやれるのか！と実感した」と評しています[4]。

一方、第4章で触れたように、仙台市の精神病院の課題に応えるために、2008（平成20）年に「東北福祉大学せんだんホスピタル」（病床数144床）が開院しました。さまざまな工夫に基づき、急性期対応型の精神病院として短期集中型の医療を実現し、早期の地域復帰をめざして来ました。その結果、この10年間の平均在院日数は病院全体でおよそ90日前後で推移しており、外来新患数においても新入院患者数においても宮城県内屈指の実績を残すことができています[5]。

● 精 神 病 院 に「住 む」と い う こ と

1）「退院支援施設」構想批判

病床の削減を目指したい厚生労働省と既存の病床を活用したい日精協との鬩ぎあいのなかから2006（平成18）年に「退院支援施設」が構想され、

2007（平成19）年から運用開始となりました。

　「退院支援施設」には病棟をそのまま改修して施設とするタイプと敷地内に独立して設置されるタイプの2通りがあります。いずれにしろ入院生活の延長であることに違いはありません。

　伊藤[6]は「精神病床削減（医療費削減）となにはともあれ社会的入院者の地域移行を数字の上だけでも達成したことにしようとする取り繕い策があるだけである」と批判しています。

　病院の敷地内に暮らし、施設内で生活訓練や就労支援を受ける生活は、精神障害者の自立ともノーマライゼーションともほど遠いものがあります。

　病院から独立した社会復帰施設においてすら、囲い込みやインスティチューショナリズム（施設症候群）の弊害が報告され、反省の声があがっていたのですから、同一敷地内で居室を移ることをもって「退院」とみなすことはとうてい容認できません。結局、今日まで「退院支援施設」はほとんど普及を見ずに終わっています。

　病院から社会にでる中間に「施設」を作り、社会に参加する前段階の訓練を課そうという発想は古くからありました。いわゆる「中間施設」構想です。「中間施設」論争については第1章で詳しく取り上げましたが、精神科医の側に精神障害者を「医療」から「福祉」に手渡すことに根強い抵抗があったのです。

2)「病床転換型居住系施設」構想批判

　2013（平成25）年の精神保健福祉法の改正に伴い、「良質かつ適切な精神障害者に対する医療の提供を確保するための指針を定めなければならない」こととされました。

　「指針」に定める事項には「精神病床の機能分化に関する事項」が盛り込まれています。

　そのため、同年7月から「精神障害者に対する医療の提供を確保するための指針等に関する検討会」（以下、検討会）が設置されました。

第6回検討会の席上、「病棟転換型居住系施設」が提起され、提案者は「病院で死ぬということと、病院内の敷地にある自分の部屋で死ぬということには大きな違いがある」と主張しました。しかしながら「病棟転換型居住系施設」は病棟そのものを転換しようとするものであり、病院からの独立性は担保されていません。

　しかも11月に提示された「指針案」では「病棟転換」ではなく「病床転換」と変更されており、場合によっては同一フロアに「入院患者」と「退院患者」が同居するという奇妙なことが起こりかねません。いずれも病院で死ぬという点では違いがないのです。

　検討会に先立つ1995（平成7）年に日精協は、「第2次精神保健懇話会報告書」のなかで地域移行のための「生活施設」として「心のケアホーム」構想を提唱しました。さらに、2012（平成24）年には将来ビジョン戦略会議報告書「我々の描く精神医療の将来ビジョン」[7]を発表しており、そのなかに「介護精神型老人保健施設」が構想されていました。「指針案」はその構想を盛り込んだものと言われています。

　1970年代の精神医療改革運動を担った精神科医たちは、病院の変革と社会の変革なくして「中間施設」を作ることは、精神障害者の分類収容を推し進め、結局「終末施設」を作ることになると強く反対しました。精神障害者を終生「医療の傘」のもとに置くべきではないと考えたのです。

　過去の論争をふり返るとき、「病床転換型居住系施設」は精神障害者の社会復帰・社会参加に著しく逆行する施設であることは明らかです。

●おわりに

　国連の「精神疾患を有する者の保護およびメンタルヘルスケアの改善のための諸原則」でも「地域において生活すること」および「できるだけ早期に地域に戻る」ことは、患者の権利として謳われています。

2014（平成26）年1月、国は障害者権利条約を批准し2月から効力が発しています。同条約の19条には「すべての障害者が他の者と平等の選択の機会をもって地域社会で生活する平等の権利を有することを認める」とあり、「障害者が他の者との平等を基礎として、居住地を選択し、及びどこで誰と生活するかを選択する機会を有すること並びに特定の生活施設で生活する義務を負わないこと（a）」「地域社会における生活及び地域社会への包容（インクルージョン）を支援し、並びに地域社会からの孤立及び隔離を防止するために必要な在宅サービス、居住サービスその他の地域社会サービス（個別の支援を含む。）を障害者が利用する機会を有すること（b）」「一般住民向けの地域社会サービス及び施設が、障害者にとって他の者との平等を基礎として利用可能であり、かつ、障害者のニーズに対応していること（c）」と定められています。

「病床転換型居住系施設」が同条に言う「一般住民向けの施設（c）」とは到底言えず「特定の生活施設（a）」に該当するのは明らかで、「地域社会からの孤立及び隔離（b）」をもたらすことは必定です。「病床転換型居住系施設」は、障害者権利条約に明確に違背していると言わざるを得ません。

地域精神保健福祉活動の評価は、畢竟するに精神に障害をもつ人びとが地域で暮らせる条件が整備されているかどうか、治療を受ける権利・治療を選択する権利が保障されているかどうか、市民としての権利が行使できるような場が実質的に作られているかどうかにかかっていると言えます。

そのなかで、精神病院は障害者が「住む」ところでは決してなく、病いが重いときに、必要なひとに必要な期間だけ医療を提供する施設であることが原則なのです。

第 2 部

精神医療の変革運動

第6章
開放化運動の思想と実践

● はじめに

　いまから40年以上前、入院患者さんの自由の剝奪を最小限に減らし、精神病院を地域に開かれた病院にしようとする運動が熱心かつ激しく展開されました。その運動には精神医学・医療の100年にわたる負の遺産に終止符を打とうという壮大な気宇が籠められていましたが、運動の低迷とともにさまざまな分岐が起こりました。運動に対する批判者からは、開放化運動を単なる狭義の物理的開放をめざす運動であったと矮小化する動きが生まれ、開放化運動そのものが無意味であったと非難するものまでが現れました。批判は外部からだけとはかぎりませんでした。当時ともに運動を担った仲間たちの内部にも清算主義の傾向がはびこっています。

　はたして開放化運動は意味のない歴史の一齣にすぎなかったのでしょうか、それとも今日の地域移行の考え方につながる思想ないし実践であったのでしょうか。ここではそのことの検証を試みたいと思います。

● 開放化運動の歴史

　1970年代の開放化運動に先がけて、1950年代末から60年代前半にかけて、精神病院の開放化に取り組んだ先達たちがいました。その成果は当時

発足して間もなかった「病院精神医学懇話会」で報告され、精神医療関係者の注目を浴びました。のちにこの時期の開放化運動は第1次開放化と呼ばれることになります1)。

　第1次開放化の先駆けとなった国立肥前療養所の開放化と、その後扉が閉じられることになった経緯については第3章で詳しく述べました。

　1970年代に取り組まれた開放化運動は、稲地によって第2次開放化と名づけられました1)。

　　「第1次開放化は単なる分類収容という管理方式のなかで生じたものである。それは増床していくなかで退院しにくい軽症者を重症者から切り離し、開放病棟を設けて収容していくことによって進められた。そこにおける人間関係は支配・被支配という権威的構造が明瞭であり、また職員のあいだにも病者のなかにも差別的構造がみられた。この状況を批判し改革していく過程で、人権意識が高揚して職員が増加し、患者の人権回復が叫ばれるようになった。そのなかで生じた開放化は閉鎖病棟の開放化であって、これを第2次開放化と呼ぶ」

　ここでテーマにしているのは、この第2次開放化運動の思想と実践です。

●開放化運動の時代背景

　当時の時代思潮をキーワード的に示せば、反戦運動と市民運動の台頭ということになりましょう。社会学者をして、1度目の世界革命は1848年、2度目の革命は1968年の革命であったと言わしめるほどに世界が高揚していた時代でした2)。

　市民レベルではベトナム反戦運動があり、また公害反対を掲げたさまざまな市民運動の高まりがありました。

　大学レベルでは東大・日大を頂点に全国の学園で全共闘による大学闘争が展開され、学問のあり方と大学自治をめぐる論争で騒然とした雰囲気に

第6章　開放化運動の思想と実践　87

包まれていたのです。大学医学部では長年にわたる医局講座制の膿を剔抉する戦いが医局講座制解体闘争としてくり広げられ、医局の自主管理や主任教授の罷免運動などが行われたのです。

精神医療の領域では、1969（昭和44）年の金沢学会を起点とする精神医療の総点検運動が開始されていました。朝日新聞の「ルポ精神病棟」に触発されて、悪徳精神病院告発闘争が全国に広がり、当時湧きおこった刑法改正＝保安処分新設の動きに対する反対闘争とも連動して大きなうねりとなったのです。

その戦いのなかで、議論の焦点となったのは、精神病院における分類収容主義であり、すでに存在していた精神衛生法体制の矛盾でした。

この時獲得された法と制度批判はのちの精神障害者反差別闘争へとつながっていくことになったのです。開放化運動は、そのような時代思潮を背景にして、差別された人びとや障害者の人権回復をめざす運動と連帯し、その一環として戦われたのです。その意味では開放化運動は「解放」化運動でもあったのです。

● 開放化運動の思想

鍵と鉄格子に象徴される精神病院の扉を開き、入院患者さんの生活規制をひとつひとつ解除していき、病院を地域に開かれたものにしていく実践の総体が開放化運動でした。

病院開放のプロセスは、既存の閉鎖病棟の開放をめざす運動とあらたに開放型の病院を建設する場合とで大きく異なっていました。

前者の場合、周辺地域との軋轢および治療者側の因習的な意識の改革に多大なエネルギーを割かねばなりませんでした。閉鎖病棟の意義をめぐっても、全開放型の病院とのあいだで、厳しい意見の対立がありました。

開放化を内側から支える院内プログラムとしては、(1) 自発的入院の推

進、(2) 個別受持ち看護とチーム医療、(3) 入院患者およびスタッフの各種ミーティングによる院内の民主化、などの取り組みが共通していました。

開放化運動の基盤にあった思想とは、生活療法に対する批判精神であり、作業療法と薬物療法への実践的批判でした。

生活療法とは、生活指導と称するしつけを、入院患者さんの生活の隅々まで徹底し、院内適応を図ろうとするものでした。生活療法はロボトミーの後療法としてスタートし、おりしも普及しはじめた薬物療法に後押しされて全国的に広まりました。あたりまえの生活とはかけ離れた環境、生活を奪われた環境のもとで、こと細かに日常の所作を規制され矯正されるのが生活療法だったのです。療法の対象とされた患者さんは、過剰な院内適応が図られ、結果として退院と院外の生活は遠のくばかりでした。

昭和30年代から40年代にかけて、増殖し続ける精神病院を特徴づけたのは生活療法の思想でした。

当時もっとも精力的に生活療法批判を展開したのは藤澤です。

> 「生活療法の提唱は、主観的には、『精神病院を治療的ミリュウへ』という呼びかけと現状批判を含んでいたのであろうし、社会復帰の促進を目標としたのであろうが、生活療法の体系化と拡大の過程では、社会復帰の促進ではなく、『収容主義の完成』をめざすようになったと言えるだろう。収容主義の完成とは、『入院治療完全主義』とでも言いかえることができよう。入院治療の中で、社会的自立を完成させたい、完成させうるという幻想であったり、時には完成させるべきだという規範ともなりうるものであった。」[3]

> 「『生活療法』は、精神病院に確固として存在しつづけていた抑圧的、権威主義的構造を科学性や療法という名でおだやかにうすめることで免罪にし、医療従事者の根本的自己変革を遅滞させる役割を果たしていたと考えざるをえません」[4]

また、生活療法を批判して森山はつぎのように述べています[5]。

> 「患者を『治療』の美名のもとに合理的に抑圧する者は、他の職員を

も同様に抑圧する存在と化し、『民主的』な職員抑圧機構が、容易かつ巧妙に作り上げられていく」

　生活療法の規範にのっとり、院内ではすべての患者さんに対して画一的な処遇があたりまえのごとくに行われていましたが、開放化していくなかで個別的な処遇に転換し、行動の制限を撤廃しようとする機運がもりあがりました。そのことが、のちの通信・面会の自由の保障や行動制限の最小化へとつながっていくことになったのです。

　生活療法の日課には、院内・院外の作業がくみこまれており、すべてが療法であるとの強弁がまかり通って使役が日常化していました。この作業療法に対しても鋭い批判が投げかけられました。

　　「私は今の世の中における労働はすべて疎外労働であり、本質的には強制労働である。その問題を抜きに『作業療法』を人間解放の過程とすることはできない。今の世の中における生活はすべて管理され、隔離・分断された収容生活である。その問題を抜きに『生活療法』を患者生活奪還の方法論とすることはできないと考えているものです。」[6]

と小澤は主張しました。

　精神科治療の主流となりつつあった薬物療法についても、患者さんに対する抑圧と管理の一手段ではないかとする批判が起こりました。

　　「ひとつは、私が自らにかかわる内的な不安を制御できぬままに『病者』とかかわり、その『病者』を理解しうる関係性の確立に失敗するとき、私は場合によっては病気の治療という名目で、実は私自身の不安や怖れの解消のために大量の安定剤を投与するかもしれない。もうひとつは、状況におされてということである。私自身が『病者』を理解し、『病者』との関係性のなかで『病者』を信頼しえたと考えていても、治療環境全体、すなわち病院の構造からの外圧が私をして『薬づけ』に走らせることである。それは、『病者』の言動についての評価の対立という形での外的圧力ということが多いのだろう。」[7]

と藤澤は真摯な内省を吐露しています。

開放化の実践が深化する過程で、従来型の疾病観に対する見直しも行われるようになりました。とりわけ、統合失調症の慢性化過程について施設症という観点からの捉えなおしが試みられています。

　　　「分裂病（当時）の慢性化過程の深化を〔過敏な人物〕と〔与えられた
　　　社会環境〕との相互作用とみる場合、この社会環境の内容を検討する
　　　ことは治療を視野に入れた時に重要な意味をもつ」[8]

と広田は指摘しています。

　統合失調症の慢性化過程の検討を踏まえて、

(1) つねに精神医療をとりまく大状況をみすえながら、

(2) 院内の患者の人権剝奪を少なくし、

(3) 入院生活で失われるものを最小限にし、

(4) 個別的な関わりを深め、

(5) 患者の主体性を尊重する、

　というのが第2次開放化運動の思想だったのです。

　生活療法の批判からスタートして、精神病院の古い体質を打破し、個別的な対応をめざした開放化運動で獲得されたものとは、煎じ詰めれば「生活者としての患者」という視点であったと言えます。

●開放化運動の実践

　開放化運動のなかで具体的に実践された内容は、病棟の物理的な開放すなわち狭い意味での開放と自由化および地域化にまとめられます。

　物理的な開放は病棟の鍵と鉄格子の撤廃から出発しました。そのために病棟構造上のさまざまな工夫が試みられています。鍵に代わる個別対応の外出制限方策が編み出されたり、鉄格子をはずすために、独特の窓構造が考案されたりなどしました。

　入院患者さんの行動制限を最小化し、自由化をめざそうとした動きの背

第6章　開放化運動の思想と実践　91

景には、患者さんを責任主体として尊重しようとする姿勢があったのです。

精神病院を収容の場から治療の場へと改変するために、個別看護が導入され、多様なグループ活動が組織されました。

さらに、退院患者さんの住むところ、日中活動の場を提供する目論見で、共同住居、アパート退院、共同作業所、ソーシャルクラブなどが創出されました。それぞれの病院の特性と地域の条件を生かしながら地域化が試みられたのです。地域化活動の試行のなかに、患者会運動の芽が胚胎することになりました。

病院の開放化・地域化は必然的に地域住民との接触をもたらし、摩擦とノーマライゼーションの進展という相矛盾する力動が長く続くことにもなりました。

それぞれの現場で開放化運動に取り組む人びとは、当時、たがいの経験の共有をめざして全国的に交流を図り、各地で交流の集会が盛んに持たれ、ユニークな機関誌の発刊が相つぎました。

● 開 放 化 運 動 の 光 と 影

開放化運動が、地域におけるデイケア活動や共同作業所の設立を促し、今日の地域リハビリテーション時代の端緒を開いたことは間違いありません。それは、そもそも運動のなかに、病院外の市民運動と連帯しようとする志向が内在していたことにもよります。また、「生活者としての患者」という視点は、患者会運動誕生の機運を醸成し、萌芽的であれ組織化を促したことも確かなことです。

しかしながら、入院患者さんの長期在院傾向には歯止めがかからず、平均在院日数は生活療法が全盛だった時代と変わらなかったのです。開放率も、日本全体で見るとき、30パーセント台にとどまっていたのです。

その意味では、開放化運動は少数者の運動であったのかもしれません。

「開放化運動は、結局、開放率をほんの少し上げたものの精神病院が抱えている実態の基本的な問題にほとんど変化を与えることができなかった。病床規制により、増床は頭打ちとなり、入院患者の平均在院日数を基準にした包括払い制の導入が明らかになるにつれて、現実の関心は病院としていかに生き残るかという経営上の方策に向けられるようになり、開放化・自由化は第二義的な課題になってしまった。」9) と檀原はふり返っています。

また、時代が移り変わり、社会のあらゆる領域で効率化・システム化が求められ、市民運動も低迷を続けている状況のなかで、開放化運動はそれだけではスローガンとしての有効性を失ってしまっているとの指摘もあります。

黒川は「『盆踊り』と『運動会』に象徴される精神病院の役割は、今、救急や急性期治療を前に新しい革袋を求められている。」10) と述べて、精神病院の機能の見直しを主張しています。

●開放化運動のその後

周知のとおり、近年はたて続けに法と制度の改正が行われ、精神医療関係者はその対応に追われる事態となっています。その意味では行政主導型の精神医療が展開されていると言っても過言ではありません。

そうしたなかで、「心神喪失者等医療観察法」(以下、「医療観察法」) が関係者の反対運動にもかかわらず成立しました。

45年前の「保安処分」反対闘争を知る者としては、精神医療関係者の運動への参加があまりにも少ないのが残念でした。その分当事者にかかる負担が増大してしまいました。公的病院の一部が自らの病院の生き残りのために取引に応じるに至っては本末転倒もはなはだしいと言わざるをえません。

先ごろ、厚生労働省はいわゆる「社会的入院患者」の退院促進を図る旨

第6章 開放化運動の思想と実践 93

の計画を打ち出しました。そのために、退院促進事業を立ち上げ、社会復帰施設の増設を図る方針を明らかにしました。その舌の根の乾かぬうちに、社会復帰施設に対する補助が大幅に削減されるという奇妙なことが起こっているので、72,000人の退院問題も雲行きが怪しくなりました。

　長期入院患者を地域に移行させるプランのひとつとしてACT-Jと名づけられた地域移行プログラムが注目を浴びました。

　プログラムを推進したメンバーのひとりはつぎのように述べています。

　　「精神科病院が特殊な福祉施設としても機能している。脱施設化を遂行するにあたっては、病床削減だけでなく、退院した精神障害者の地域生活が定着されうるようなプログラムが整備されなければならない。」(西尾) [11]

　評価にあたっては今後の推移を見守る必要がありますが、帰趨を危惧する声も聞かれています。

　　「日本の現実を見れば、医療の裁量権が大きい精神保健福祉法の下、パターナリズムを前面に押し出した亜流の"疑似ACT"が意外と簡単に実践できるのかも知れない」(小林) [12]。

　これからの地域支援は、専門家のチームではなく当事者団体が中心になってやっていくほうが効果的であることは身体障害者の運動の経験[13] や「べてるの家」の実践[14] から明らかになっています。

● おわりに

　1968年の革命は1848年と同様に歴史的失敗に終わりました。両方とも計画されたものでなく自然発生的なものであったことが失敗を説明する理由だと言われています。しかしどちらの場合も、世界的な政治システムの基本ルールが後戻り出来ないほど深部から変化しました。ジェンダー、世代、人種、セクシュアリティで弱い立場にある集団や障害者とマジョリテ

ィとのあいだの力学に明らかな変化が生じています。その意味で、1968年は来るべき21世紀の革命のリハーサルのはじまりであったとウオーラースティンらは言うのです[2]。

　さて、精神病院における自由化は、精神障害者に対する一般市民の見方を大きく変え、精神障害者自身のカミングアウトの素地を作りました。偏見が払拭されたと言うほど楽観的にはなれませんが、振り子をいくぶんかは傾けることができたと自負していいと思うのです。

　また地域化は、文字通り病院周辺からはじまって、同心円状に地域を精神障害者が住める街に変える契機を作りました。まだまだ点状にすぎませんが、病院を離れた街なかに暮らしの拠点を作る運動が、専門家の手を離れて予想外のスピードで広がっています。

　ウオーラースティンの言い方をまねれば、開放化運動は地域移行への大いなるリハーサルであったのです。

　　＊本章を開放化運動に心血を注ぎ「東北精神科医療従事者交流集会」
　　　の中心メンバーとして活躍し、こころざし半ばで逝った畏友横川
　　　弘明氏（山形さくら町病院元院長）に捧げます。

> コラム
> **2**

開放化運動と交流集会

　精神病院の開放化運動に取り組む関係者は各地で経験の交流を図り、さまざまな名称で集会が持たれました。その1例として、ここに取り上げる東北の交流集会は1973（昭和48）年に「東北精神科医療労働者交流集会」としてスタートしました。1979（昭和54）年に「東北精神科医療従事者交流集会」と改称し、さらにその後1992（平成4）年からは「精神保健みちのくフォーラム」として現在も続いています。ここでは当初の息吹を伝える文章を再録します。

●東北精神科医療従事者交流集会の10年

　東北精神科医療従事者交流集会（以下、交流集会）が10年目を迎えた。初めは参加者も少なく、ささやかな集いとして発足した交流集会も、しだいに参加施設、職種、人数ともに拡がりを示し、東北各県はもとより、最近は遠く関東・関西からの参加者も見られるようになった。規模が大きくなっただけでなく、内容的にも深化・発展を遂げ、東北地方における精神医療運動の一大潮流に成長しつつあると言える。

　そこで、簡単に10年の歩みをふり返ってみたい。

第1回山形交流集会（1973年）
　1. 精神衛生法体制の諸問題

96　第2部　精神医療の変革運動

2. 保安処分について
3. 精神科医療の現実と諸問題
4. 精神科医療労働運動の現状報告

第2回宮城交流集会（1974年）
1. 現場からの問題点報告
2. 通信・面会の自由化をめぐって
3. 保安処分とは

　1973（昭和48）年、職種、職域を超え、互いに直面している課題を議論し合おうという趣旨で、初めての交流集会が持たれた。措置入院制度に代表される精神衛生法の問題点、刑法改「正」－保安処分新設の危険な動向、精神病院における労働運動の現状などについて討論が行われた。病者も治療者も法的規制の枠内にあり、治安優先で貫かれている法を抜きにして、治療者の主観のみで精神医療は語れないこと、今後法の持つ反治療的側面を打ち破って行くことの必要性などが確認された。
　第2回交流集会では、前回の交流集会が抽象的に過ぎたことの反省から、より具体的かつ現場にひきつけた討論をしようというねらいで、通信・面会の自由をとりあげた。病者は憲法に保障されている基本的人権すら奪われている現状が指摘された。病者の人権を取り戻すために、院内処遇を改善し通信の自由および立会人なしの面会を保障することで意志一致が図られた。
　第2回交流集会までは、特に基本的なテーマを設けずに議論が行われたが、法制審の最終答申に保安処分制度が謳われたことに対応して、保安処分をめぐる論議が活発に行われた。しかも閉鎖拘禁的な病院の構造自体がすでに保安処分の先行形態をなしているという問題意識が強かった。

第3回秋田交流集会（1975年）

テーマ　患者の社会復帰をめぐって

1. 現場からの報告
2. 国家の精神医療政策の動向
3. 患者の社会復帰をめぐって
   a. 院内処遇と社会復帰
   b. 社会復帰と看護者の役割
   c. 入院に至る経過
   d. 社会復帰を阻む要因
   e. 断酒会について

第4回山形交流集会（1976年）

テーマ　患者の生活と「生活療法」をめぐって

1. 開放化にともなう諸問題
2. 「作業療法」の再検討
3. 「生活者としての患者」にいかにかかわるか

第5回宮城交流集会（1977年）

テーマ　患者の生活空間の拡大に伴う看護のあり方

1. 開放病棟における飲酒問題について
2. 男女交際について
3. 金銭所持について
4. 地域とのかかわり

　第3回からは基本テーマが設定された。「患者の社会復帰をめぐって」をテーマに掲げた第3回交流集会では、院内療養生活が病者一人ひとりの生活パターンを奪っている現状がとり上げられ、社会生活と院内の断絶をいかにしてとり除くかが話し合われた。従来の画一的処遇に反省が加えられ

たのもこの時である。

　第4回交流集会では「生活者としての患者」という視点が強く打ち出された。すなわち病者は入院生活のなかで没個性的な生活を強いられることにより、社会性を喪失してしまう。病棟のなかに社会性を持ち込むにはどうするか。病者の生活の再獲得を援助するにはいかにすべきか、が語り合われた。閉鎖処遇から開放処遇への転換を図り、開放化をさらに推し進めるべきことも確認された。

　こうした視点から開放化が展開されたが、①それまでの閉鎖的処遇から物理的に開放されたとき、奪われた生活を取り戻そうとする病者が現実とのずれや内面の混乱に直面すること、②治療者が従来の患者観、職業意識から抜け切れていないために病者の混乱に対処できないこと、③差別と偏見にみちた地域社会から、病院、医療従事者、病者へさまざまな形でしめつけが加えられること、などから種々の困難に突き当たることになった。

　そのため第5回交流集会では「患者の生活空間の拡大に伴う看護のあり方について」というメインテーマを設け、飲酒、男女交際、金銭所持、周辺地域とのかかわり、など極めて日常的な課題を論じ合った。いずれの問題についても一般的、画一的な対応はありえず、あくまでも個別的に対応すべきであることが強調された。また周辺地域、家族、職場など院外の人びとの治療的参加を獲得していくことの必要についても述べられている。

第6回福島交流集会（1978年）

　テーマ　開放下の医療を考える——個別的治療・看護を中心に

　1. 私たちをとりまく情勢——資料を中心として

　2. 開放下の医療を考える——個別的治療・看護を中心に

第7回秋田交流集会（1979年）

　テーマ　患者さんと我々の関わりをとらえ直す

　1. 精神医療の現状と未来

2. 患者さんと関わるなかでの反省——個別看護をすすめて

3. チーム医療——我々の側の問題として

4. 特別講演「内科医の地域との取り組み」上郷診療所長　宮原伸二氏

　開放化の過程で生じてきたさまざまな葛藤を、ふたたび扉を閉めること
で解決するのではなく、あくまでも開放を維持し続けるにはどうすべきか。
単に鍵と鉄格子をはずしただけという、いわゆる開放放置の実状を打破す
るにはどうするか、いずれも当時切実な課題であった。

　第6回交流集会は「個別的治療・看護」という考え方を打ち出した。開
放化は「患者」として画一化、無名化されていた集団を解体し、それぞれ
の個性を顕在化させる。病者のなかに複雑に絡み合って存在している社会
や状況が、病者の「病」を通して表出されていると考えられる。従って個
別的関わりを単に対応の技術論として語ることは誤りである。自分たちの
日常活動の位置をたえず点検し、そうした陥穽を避けるために、精神医療
情勢の分析もあわせて行われた。

　この頃になると参加施設数約30、参加人数も100名を大幅に超えるよう
になったため、分科会を2つにして討論する工夫などが払われている。

　第7回交流集会は、前回の「個別看護」のテーマを引き継ぐとともに、治
療者側の思想、態度を問い直す意味で「チーム医療」をとり上げた。各自
が自分の職域、専門領域を守りながら、多職種の人びととうまく連携をと
って医療を進めていくというのが、従来のチーム医療の考え方であったと
すれば、私たちがめざす個別的かつ多様な対応を却って阻害することがあ
るかも知れない。医療チームは一人ひとりの病者の必要に応じて作られる
のが理想であり、チームリーダーはいつも医師とはかぎらないし、医療の
専門家でない場合すらありうる。職種間チームにこだわらない姿勢がとき
には要請される。

　この時期確認された交流集会の基調は、①院内の人権抑圧を可能なかぎ
り排していくこと、②入院によって失われるものを必要最小限にとどめる

こと、③医療従事者のうちにある誤った先入見を点検し続けること、④つねに大状況との関わりのなかで考えを煮つめていくこと、の4点にまとめることができる。

第8回山形交流集会（1980年）

テーマ　精神科医療の現状と問題点

1. 我々をとりまく情勢――あらたな動向について
2. 開放化はなぜ進展しないのか、それを妨げる要因は何か
3. 患者をめぐる家族、地域とのかかわり
4. 長期在院者の退院をめぐって――その成功例と失敗例
5. チーム医療と看護者の主体性を考える
6. 日常病棟で直面しているもの――服薬、生活指導、チームワーク等
7. 個別看護をめぐって

第9回宮城交流集会（1981年）

テーマ　精神病院の変革をめざして

1. 私たちをとりまく情勢――行革と保安処分新設の動きを中心にして
2. レクリエーションの再検討
3. 夜間の看護と行動制限
4. 内と外からみた精神病院
5. 事件に関わった事例について――病院と地域から
6. 個別看護とチーム医療
7. アフターケアをめぐる病院機能の拡大と限界

集会参加者が飛躍的に増加し、200名に達する勢いとなったため、運営に工夫をこらす必要が生じてきた。運動への取り組みが参加施設間で必ずしも一様ではないことから、討論がかみ合わないという反省が出された。
そのため第8回交流集会は、①小グループ討論にして交流を深める、②開

放化が進んでいない病院や地域で働いている人びとも参加しやすいように
テーマを考慮する、③現場の問題を重視するのはもちろんであるが精神医
療をとりまく状況の分析にも力を入れる、ことをめざして現状分析と6つ
の分科会を設定した。これにともない、基本テーマは総花的なものに変わ
っている。

　保健婦（当時）や障害者運動に携わるひと、診療所の医師など広範な人
びとが集まることによって、私たちの運動の対象領域はさらに拡大するこ
とになった。病者を中心に精神医療を見直したとき、病院医療はその一部
にしか過ぎないというあたりまえのことを改めて認識させられたのもこの
時期である。また今なお鍵と鉄格子が厳然と存在し、開放化とはまったく
無縁な病院で働く人びとから、底辺でうごめいている病者とともに呻吟し
ている医療者のことも考えて欲しいという深刻な問いが発せられている。

　第1回交流集会以降、毎年継続して発行されてきた報告集「さけび」が
「東北精神医療」と改題されることになった。

　第9回交流集会は、再び保安処分新設策動が強まり、各方面でさまざま
な動きが報じられるなかで開催された。そもそも保安処分反対運動のなか
から生まれた交流集会が真に反対運動の名に値する実践を積み重ねている
かどうかが問われている。保安処分をめぐる情勢が緊迫していることを念
頭に置き、①開放化（あるいはそれを阻む要因）、行動制限などの病院問
題、②個別看護とチーム医療などの医療・看護問題、③病院と地域の関係、
をテーマに分科会がもたれた。さらに交流集会を準備する過程で大がかり
な病院実態調査も行われた。

　「事件」を起こした事例が詳しく報告されたが、保安処分を必要とする客
観的根拠は見いだされなかった。また病棟内で問題行動や処遇困難と称さ
れている事態は冷静に受け止める必要がある。

　はたして病者の「病」そのものに起因するのか、それとも治療者の態度や
治療構造が生み出している可能性はないのか、検討されてよい課題である。

第10回山形交流集会（1982年）

　テーマ　精神医療10年をふりかえって

　1. シンポジウム「精神医療10年をふりかえって」

　2. 日常病棟で直面するもの──いわゆる問題行動を示す患者にどうかかわるか

　3. 病院と地域との関わりをめぐって

　第10回交流集会では「精神医療10年をふりかえって」と題するシンポジウムが組まれた。看護士（当時）、ケースワーカー、保健婦（当時）、医師と職種も職場も異なるシンポジストそれぞれが、この10年間の活動をふりかえり、変わったものは何か、変わらなかったものは何か、そして今後変えなくてはいけないものは何かを相互に討論し合った。私たちの実践が従来の閉鎖・拘禁的な病院の体制や収容中心の地域医療体制を変えるところまで迫りえたかどうかを点検しようとする試みであった。

　第10回交流集会の報告とまとめは、「東北精神医療11号」に譲るが、運動を継続することの意味があらためて問い直されているとも言える。

　以上述べてきたテーマの流れは、いわば交流集会の表の顔ないしは理論編とも言うべきものである。交流集会は過去10回いずれも2日間の日程で開かれているが、裏の顔ないしは番外編とも言うべき、酒を飲みながらの夜間交流会の魅力にとりつかれて欠かさず参加しているひとも多い。

　緊張と弛緩、昼と夜のコントラストが、本交流集会独特の雰囲気を醸し出しているのかも知れない。

（1982年12月記）

第7章
「生活療法」批判
●藤澤敏雄を偲んで

● はじめに

　雑誌「精神医療」は1970（昭和45）年に東大精神科医師連合の機関誌として創刊されました。その頃、私は東北の医学部の学生で、一読者に過ぎませんでした。

　その創刊号に藤澤敏雄さん（以下、藤澤）は、「『偏見』と精神医療」と題する短文を寄せ、連載の開始を宣言しています。精神障害者に対する偏見とは何か、解明されていない課題がたくさんあり、本当のところが分からないまま「しこりのように私の中にある」[1]と藤澤は記しています。「偏見」との対峙は、藤澤の人生と仕事の通奏低音ともいうべきテーマでした。

　私が藤澤と出会ったのは、「精神医療」誌の編集委員会に加わるようになってからのことです。「精神医療」誌（第2次）が1977（昭和52）年に「日本の精神病院をめぐる各地の状況」を特集するにあたり、編集委員を拡大し合宿しながら討論をしていた頃です。

　「精神医療」誌が岩崎学術出版社の手を離れた1979（昭和54）年以降、きわめて困難な時代に、藤澤は病いに倒れるまで、一貫して編集委員会の代表を務めてこられました。

　藤澤は勁直の人ゆえに怖い人でもありました。言行一致を貫く姿勢が私には畏怖の対象に映ったのです。精神障害者の幸せのためにと、健康を省みず自らの肉体と精神に鞭うつ姿は、求道者のように見えました。

「告発し、批判した者は、その相手の実践を乗り越えるべき実践を自分に課し続けるべきであり、批判と告発に自らの身をさらすことに臆病であってはならないと感じたからである。このような実践のあり方を『批判的実践』とひそかに名付けた。自分が批判的実践者でありうるためには、必然的に自分に過重な負担をひきうけることになる。」[2]

　「精神医療の荒廃とか、精神障害者に対する差別と偏見とか言ってみても、自らの実践がそうした現実を克服するものを創り出さないかぎりきれいごとでしかないし、具体的に状況をかえていくものでもない。だとすれば…………『生き方としての精神医療』ということが問題にされなければならないだろう。必然的に、『精神医療を職業として選んだ』人間としての自分の生き方が問題になるし、そう考えることがつらい時は、精神医療から去るべきだというつきつめたところに到達するのである。」[2]

藤澤の自分に厳しい生き方が、私のような道聴塗説の徒には怖い存在でした。

● 人と仕事

藤澤が生きた軌跡を彼の著作に拠ってたどってみたいと思います[2]。

藤澤は1934（昭和9）年に新潟市に生れました。尋常小学校が国民小学校に変わった第1回生であり、新制中学の第1期生でもありました。「私は戦後民主主義の子である」[2]と記す彼は、敗戦時小学5年生でした。「戦後、見事に様がわりをした教師達が、勤務評定の導入による教育の反動化の開始を機会に、再度様がわりをしてみせた」[2]のを目撃した体験は彼の「原点のひとつとなって生きつづけ」[2]たといいます。

藤澤は3度の闘病生活を経験しています。医学部進学課程の2年時（19歳）に、ウィルス性肝炎に罹患し、3ヶ月の自宅療養、21歳時には6ヶ月の

入院と1年の休学、23歳時にも1年の入院を体験しています。

「医療とか看護の中にある『やさしさ』とか『いたわり』とかの思いが病者にとってどれほど重要なものなのかを、精神医療の中でも強調しすぎるくらい私が言うようになったのも、私自身の慢性病患者としての体験が規定しているのだろう」[2] と自ら述べています。

1961（昭和36）年春に新潟大学医学部を卒業した藤澤は、一年間のインターン生活ののち、東大精神医学教室に入局しました。この時期アルバイトとして通った民間病院が、精神病院体験の第1歩となりました。「病院と呼ぶにしてはあまりにもすべてが殺伐として貧しかった。陰惨であったとさえいうべきである。狭い廊下と、広い畳敷きの大部屋で、病者たちは首をうなだれ、ごろ寝し、徘徊していた。」[2]

その後、1966（昭和41）年に都立松沢病院の医員となり、翌1967（昭和42）年には国立武蔵療養所に移りました。「松沢病院は巨大な病院であった。慣習と『伝統』が支配する沈黙の世界だった。民間病院にいて、私が苛だった全てのことが松沢病院のなかにはいとも平然とあたりまえのようにしてあった。民間病院にいて見えていたことが、ここでは見ようとしなければ見えないように、組織化された秩序そのものとしてあった。」[2]

国立武蔵療養所では、「1967年8月から1974年6月までの約7年間、私は長期在院者の『社会復帰活動』に主としてかかわることになった。そしてその過程で、生活療法なるものと直面し、それを批判し、それをのりこえる精神病院内医療の実践を模索せざるをえなくなるのである。」[2]

1968（昭和43）年の8月に総理府の医療援助の一員として、3ヶ月間沖縄に派遣された藤澤は、島成郎の跡を継いで地域活動を体験し、翌1969（昭和44）年春から、立川保健所での精神衛生クリニックを開始しています。

ちょうどその時期に日本精神経学会金沢学会に遭遇します。彼自身は「告発者達に感動した人間でしかない」[2] と言っています。

「1969年の金沢学会は、平凡な日常のなかで、しかし精神医療の現状に疑問を抱いていた一人の精神科臨床医であった私に衝撃をあたえ、目ざめ

させたのである。目ざめたといっても大それたことではない。自分が日々
接する病者のおかれた状況があまりに過酷すぎるのではないかという素朴
な疑問に『そのとおりなのだ』という気づきを与えてくれたということな
のである。」2)

　しかしながら「金沢学会以降、私の実践は、批判者であると同時に実践
者でありつづける自分達がどのように自分自身の実践をかえていくのかと
いうことが主要な課題となったと言ってよい。」2) と思い定めさせるほどの
発心体験であったのです。

　藤澤は1973（昭和48）年に東京地業研を組織して、精神衛生実態調査阻
止闘争や地域精神医学会の再建に挺身しました。その後、4年間の陽和病
院院長を経た後、柏木診療所とにしの木クリニックを開設しました。東京
精神医療人権センターの代表も勤めています。

　病院と地域を越境して、幅広く活躍した藤澤は「もし、私が自分の仕事
の場である精神病院の慣習となった思考にのみ縛られて、精神病院という
組織の中だけで物事を判断したりよるべき基準を探し求めていたとした
ら、おそらく現在の私自身とはずい分ちがった精神科医になっていただろ
うと思う。」2) と述懐しています。

●「生活療法」とは何であったか

第二次世界大戦後、精神病院にはとりたてて治療らしい手段もなく、荒
廃した雰囲気がただよっていました。そこにロボトミーが導入され、積極
的な治療への夢が膨らみ、適応を無視した手術が各地でさかんに行なわれ
ました。しかしながら、まもなくロボトミーの限界が明らかになり、後遺
症に苦しむ患者さんをたくさん残すことになってしまったのです。

　術後意欲を失い、病棟で無為に過ごしている患者さんに働きかける手段
として「生活療法」が編み出されました。「生活療法」はロボトミーの後遺

症対策として始まったのです。

　一方で、昭和30年代に入ると、わが国にも向精神薬が導入され始めました。興奮と喧騒にあふれた病棟が向精神薬によって一変しました。向精神薬の鎮静作用によって、患者さんの集団管理が容易になったのです。「生活療法」の普及に薬物療法は大いに役に立ちました。

　少数の職員による大量の患者さんの管理を可能にした「生活療法」は、昭和30年代後半から始まった精神病院新設ラッシュにきわめて適合した考え方でもあったのです。

　小林が生活療法を提唱したのは1956（昭和31）年でした3)。「生活療法」は生活指導・レクリエーション療法・作業療法の3つを組み合わせたものですが、基本は生活指導（しつけ）にあるとされました。しつけは患者さんの病院内生活のすべての領域にわたり、細かな日課表にもとづき点検と評価が行われました。当時の精神病院は社会と隔絶して存在していましたので、退院のめどのまったく立たない患者さんたちが、来る日も来る日もスケジュールに沿った日課をこなし、院内の内職作業に従事させられました。しかも、その評価次第で、処遇や報酬（わずかなおやつやタバコなど）がランクづけされていたのです。

　「生活療法」は国立武蔵療養所を頂点にして、全国の先進的な精神病院につぎつぎに広まりました。そして、その成果は当時発足したばかりの病院精神医学懇話会で発表されました。

　「生活療法」の規則は入院患者さんの日常生活を制約していただけでなく、病院で働く医師や看護師の「服務規程」にも及んでいました。患者さんの生活をすみずみまで管理することが職務として義務づけられていたのです。したがって、個別的な働きかけは規則違反であるとして、職員に退職が強要された病院もありました。

　「生活療法」は入院患者さんの生活すべてを治療の対象にすると定めていましたので、本来は職員が行なうべき病院の維持管理業務（給食・清掃・介助など）も作業療法の一環と位置づけられ、使役と労働の搾取があたり

前のように行なわれました。

「生活療法」は精神病院に一定の秩序をもたらし近代化に貢献したことは確かですが、入院患者さんの「社会復帰」には寄与せず、「生活療法」に熱心に取り組んだ病院ほど、在院日数が延びるという皮肉な結果に終わったのです。

昭和40年代の後半から始まった精神病院の開放化運動は、「生活療法」とそれを生み出した精神医学思想に対する批判の運動でもありました。

精神病院における、入院患者さんに対する「治療」に名を借りた使役作業・労働収奪・人権侵害を告発する闘争が全国各地で展開されました。

「生活療法」に対する批判の第1は、閉鎖的な病院の体制を温存したままで、社会との接点をもたずに「社会復帰」を唱えることの矛盾にありました。内職的な院内作業や病院の維持管理作業を続けても、患者さんは地域で暮らせるようにはなりません。しかも、作業を上手にこなせるようにならなければ、退院の許可は下りませんでしたから、働けば働くほど「社会」は遠ざかるばかりでした。

第2は、病院医療が本来持っている管理的な側面に無自覚だったことです。病院は、医師・看護師を頂点とする階層構造になっており、そのなかで患者さんの意向は無視され続けていました。そのような環境に長く置かれると、患者さんは、もともとの病いにくわえて施設症（Institutionalism）を病むことになりました。もともとの病いが改善しても病院の外に出ることはできなかったのです。

第3は、病院内の治療ですべてが完結するがごとき幻想をふりまいたことです。院外での作業（農業や家畜の飼育など）や外勤作業に出ることをもって「社会療法」と僭称し、あたかもリハビリテーションが図られているかのように錯覚したのです。そのうえで、家族や世間に対して入院治療が万能であると喧伝したため、人びとは精神病院に終生にわたり入院することが、患者さんの幸せにつながると誤解するようになってしまいました。

第4は、「生活療法」のしつけに従順に従わない患者さんには大量の薬物が処方され、いわゆる薬漬けと称される事態を招いたことです。抗精神病薬の効果は環境に大いに左右されることは周知のことがらですが、閉鎖拘禁状態に長期間置かれていることに対する心理的反応までが病いの悪化と誤認されて、処方が増量されたのです。「生活療法」は薬物大量療法への道を拓いてしまったと言えます。

　第5は、入院患者さんの使役作業・労働搾取・人権侵害に「療法」という名による免罪符を与えたことです。患者さんが患者さんの世話をするのがあたり前とされ、調理から配膳、院内清掃、リネンの交換と洗濯、看護師の補助、寝たきり患者さんの介護、病院内外の営繕等ありとあらゆる仕事に従事させられ、しかも労働に見合う対価は支払われませんでした。

　第6に、画一的・管理的な処遇体系は、働く者から自発的に考える意思を奪い、「生活療法」が職員の人事管理に利用されたことです。「生活療法」体制のもとでは、職員は看護ロボットとみなされ、主体性も人間性も無視され続けました。疑問を感じ異議を唱えた者は「生活療法」の方針に従わなかったとして、「服務規程」違反に問われたのです[4]。

　1970年代、私が精神科医になった当時、精神医療の現場を支配していたのは「生活療法」および「生活指導的思想」でした。精神病院の内部には、大量の長期在院者が蓄積し、患者さんにも職員にも無力感が蔓延していました[5]。

　のちに「第2次開放化運動」と集約されることになる私たちの運動は、「生活療法」とそれを生み出した精神医学の基盤を問う斗いでもあったのです。

　この時期、精神病院における管理的・抑圧的な状況を打破する試みのひとつひとつが、とりもなおさず「生活療法」批判そのものであると自覚されていました。

　そうした方向に沿う具体的実践のかずかずは、病院精神医学会や各地の交流集会で盛んに報告され討論されました。

● 藤澤の「生活療法」批判

　当時もっとも精力的に「生活療法」批判を展開したのは藤澤でした。
　藤澤は学会の「生活療法」をめぐるシンポジウムで、以下のような発言
を行っています。
　　「『生活療法』は、精神病院に確固として存在しつづけていた抑圧的、
　権威主義的構造を科学性や療法という名でおだやかにうすめることで
　免罪にし、医療従事者の根本的自己変革を遅滞させる役割を果たして
　いたと考えざるをえません。」6)
　　「むきだしの抑圧は、それにかかわる人間にも疑問をおこさせるで
　しょうし、批判をあびる機会もあります。しかし、治療の名で、生活
　指導と称して、善意にみちて行われる『しつけ』『おしつけ』『代行』ほ
　ど始末のわるいものはありません。『生活療法』の基礎である『生活指
　導』は、まさにそうした基本的性格をもたざるを得なかったのであり
　ます。」6)
　　「『生活療法』のその後の展開で、ふたつの特徴的なできごとを検討
　しておく必要があります。ひとつは、『生活指導』の分析と検討が細密
　化されて確固としているかにみえる基準ができていく過程でありま
　す。もうひとつは、『生活療法』の進展が機能別病棟を発展強化してい
　く過程であります。病院と精神科医療従事者の弱さと怠惰にとって都
　合のよいそうした分類は、実は病者にとって重い重いしがらみであっ
　たことを思い知らされることが、私共の社会復帰活動の中でくりかえ
　しあったことを報告せねばなりません。」6)
　藤澤は別の論文で、「生活療法批判の視点は、必ずしも、生活療法そのも
のの批判ということよりも、精神病院の構造全体、精神科治療者の問題、
精神科における社会啓蒙的発想がおちいる危険なども含めて考えられるべ
きことを指摘したいのである。」7)とも述べています。

第7章　「生活療法」批判　　111

こうした批判に対して、小林[8]は「日本精神病院協会月報」において4度にわたり反批判を展開しました。

　その要旨はつぎのようなものでした。まず、病院が自立的に学問的発展を期するためには、大学精神医学とは別の分野、病院特有の領域を対象とする研究が必要であった、として病院精神医学発展の歴史的背景にふれています。

　生活療法の定義が恣意的[*1]であるという批判に対しては、精神病者は性質を異にした医療活動や看護活動をよせ集めた、いわば多様な活動のモザイクによって治っていくのであり、実態があいまいで、統一を見いだすことのない治療によるのが、現在は、確実な治療法なのである、と言っています。

　そして、生活指導作業を単なる使役とみるのは誤りで、集団のなかで自立性を高め、自我の強化が図られる効果があるとも弁明しています。

　さらに「しつけ」の意義については、患者の暴行、反社会的行動の多くも、しつけの崩壊、よき習慣の解体とみてよい場合があるので、患者が自己の行動を振り返り「悪かった、すまない」と感じることによって「しつけ」が身につき自我の強化がなされていくと述べています。結局、生活療法批判は、実際には、破壊を進行させただけであり、それに代わる新しいものは何ももたらさなかったとし、それにひきかえ「生活療法、それに引きつづく社会復帰活動の進展と共に、日本の精神病院の機能および性格が著しく変わった」[8]と強弁しています。

　このような小林の批判に対して、藤澤は再度批判の論陣を張りました。

　最初に、生活療法の根底にある「生活指導的思想」について吟味しています。

　　「『生活指導的思想』は、小林が『生活療法』を提唱しなくとも、精神

＊1　小林は『精神分裂病』（猪瀬、臺、島崎編、医学書院、1966）のなかで「生活療法とは、生活指導、作業療法、レクリエーション療法、絵画療法、音楽療法および社会療法その他を包括する総称である。」（p.478）と定義を微妙に変更している。

病院と社会にあり続けた考えである。ある意味では、精神障害者観としては常識的で、日常生活に基盤をもった考え方なのであり………。問題は、小林が『生活療法』を提唱する時に、その種の思想が社会と精神病院の中に充満し、きわめて非治療的に機能していることを知っていながら、『生活指導』を無原則に精神科看護の任務として、しかも『基礎療法』として位置づけたことなのである。」[6]

そして「『(精神障害者行動別)区分』で示されているものは、病者の外面的表現を機械的に区分したものであり、『何故か』という問いかけと、私自身との関係性と、病者の歴史性をつつみこんできた精神病院内での『絶望』についての深い理解がぬけおちているたぐいのものであるとしか言いようがない。」[6]と指摘しています。

さらに「生活療法の提唱は、主観的には、『精神病院を治療的ミリュウへ』という呼びかけと現状批判を含んでいたのであろうし、社会復帰の促進を目標としたのであろうが、生活療法の大系化と拡大の過程では、社会復帰の促進ではなく、『収容主義の完成』をめざすようになったと言えるだろう。収容主義の完成とは、『入院治療完全主義』とでも言いかえることができよう。入院治療の中で、社会的自立を完成させたい、完成させうるという幻想であったり、時には完成させるべきだという規範ともなりうるものであった。」[6]

つまるところ、精神科看護の基本を「生活指導」に封じこめたのは生活療法であったし、「精神病院の治療構造をそのままにして、『しつけ』や生活指導が一人歩きしても、それは説教にあけくれるということであり、病者のいちばんの困難の背景にある悩みにせまることはできない」[6]というのです。

精神病院が本質的にもっているヒエラルヒー構造と精神病者がおかれている状況とに対する洞察なしに、狭く閉じられた病院の内部で「生活」を問題にし、その指導を限りなく徹底していくことの危険を藤澤は説いたのです。

第7章 「生活療法」批判 113

しかしながら、小林の反批判には、精神病院の構造に目をつむり、「生活療法」それ自体が有している管理的・抑圧的側面を切り離して論じる姿勢が目立ちました。

　精神医学と精神医療が社会的に担わされてきた負の使命についての認識において、大きな懸隔が存在したというほかはありません9)。

● おわりに

　藤澤は「精神病院改革をはばむもの」10) と題する論文で、「関係性」と「状況」の視点の重要性を強調しています。

　「状況」の視点とは、「病者」がおかれている精神医療の抑圧的、権威主義的な構造を見すえる視点のことです。そして「関係性」の視点とは、治療者そのものの変革をせまらずにはおかぬ「病者」との関係性の持ち方のことです。

　彼は、「生活療法」の誤りは、患者さんを「関係性」と「状況」の中でとらえようとするのではなく、一方的に関係性をおしつけ、特定の状況にさらし続けていながら、そのことに自覚的でないところにあったと言っています。

　論文の最後は「いまわれわれが獲得すべきことは、『関係性』の問題から逃げない『状況』論であり、『状況』に目をつぶらない『関係性』論なのである」10) と結ばれています。

　「増補新装版　精神医療と社会」の序において藤澤は、「戦後の精神医療政策は、明確な哲学のないまま、経済原則にのみ委ね、辺境の地に民間精神病院を乱立させた。哲学がなかったのではなく、精神障害者は辺境の地に隔離収容すれば良いと考えたのかもしれない。」6)「日本の精神医療に欠けているのは、責任性（Responsibility）と継続性（Continuity）なのである。」6) と述べ、精神医療システムの転換を呼びかけていました。

　「金沢学会」に続くおよそ30年間は、わが国の精神医学・精神医療の総

点検運動が息長く継続された時代でした。精神医療に従事する人たちは、精神に障害をもつ人びとに対する態度の変革を厳しく迫られることになりました。この自己変革には情熱（パッション）と受苦（パッション）が必要とされたのです。

　藤澤の精神医療改革の情熱は、途半ばで宿るべき肉体を奪われてしまいました。痛恨の極みとしか言いようがありません。

第8章
精神病理学批判
●「1968年」の松本雅彦

● はじめに

　「精神科医にとって精神病理学および精神療法とは何か——現代日本の危機的医療情勢の中で考える——」と題するパンフレットがすっかり変色して残されていました。1969（昭和44）年10月の「日本精神病理・精神療法学会第6回大会」に向けて、「日本精神病理・精神療法学会討論集会実行委員会」（以下、「討論集会実行委員会」）が準備したものです。私は当時まだ学生でしたから、どこで入手したものか記憶は定かではありません。当時のビラやパンフレットのほとんどを処分してしまったなかで、このパンフレットだけは大事に保管されていたことになります。私は「討論集会実行委員会」の提起に精神科医になってからずうっとこだわり続け、ことあるごとに行動の規範として参照してきました。

　パンフレットは2部構成になっていますが、パンフレットそのものには文責が記されていません。ところがのちに採録された『精神医学』（1970年2月号）に照らし合わせると、前半部分（第1章から第3章）[1]は森山公夫を中心とする関東グループ（石川義博、河合洋、北田穣之介、馬場謙一、宮田国男）が執筆し、後半部分（第4章から第6章）[2]は松本雅彦を筆頭に京大グループ（中山宏太郎、新井清）が執筆したことが分かります。

　森山の回想によれば、当時「京都からは中山・松本・小沢・新井ら、また長田（大阪）・計見（千葉）・河合（慶応）」[3]などが何回か集まり、討議し

116　第2部　精神医療の変革運動

たと記されています。

　松本らの執筆になる後半3章は、第4章：要請される討論集会の基本的視角——金沢学会をのりこえるために——、第5章：戦後日本の精神科医療の三つの段階、第6章：良心的医師から戦う医師へ、となっています。後年の静謐な精神病理学者松本からは想像できないような激しい筆致で文章は綴られています。

● わが国の人間学派

　わが国の精神医学界に精神病理学が本格的に定着したのは1960年代に入ってからのことです。ヤスパースの『精神病理学総論』全3巻が翻訳されたのが1956（昭和31）年で、シュナイダーの『臨床精神病理学』やクレッチマーの『敏感関係妄想』が翻訳されたのも1950年代末から60年代初頭にかけてでした。雑誌『精神医学』の創刊が1959（昭和34）年、『精神分析研究』の創刊が1955（昭和30）年でした。「日本精神病理・精神療法学会」は1964（昭和39）年に発足しています。

　戦後日本の精神医学は、アメリカから精神分析、ドイツからは人間学的精神医学を積極的に取り入れました。

　わが国の人間学派は、戦前から活躍していた井村恒郎、岡田敬蔵、懸田克躬、加藤正明、桜井図南雄、島崎敏樹、西丸四方、村上仁など「精神病理懇話会」に集った人々を嚆矢とし、のちに第1グループと呼ばれるようになります。

　「精神病理懇話会」は「妄想の人間学」「疎通性」「病識」「神経症の日本的特性」などをテーマにシンポジウムを行っており、その模様は『精神医学』誌に掲載されています。

　第2グループには「幻の会」に集った、石川清、大橋博司、荻野恒一、笠原嘉、加藤清、小木貞孝、新海安彦、霜山徳爾、西園昌久、藤縄昭、宮本

忠雄、安永浩などがおり、人間学的精神病理学に黄金時代を築きました。

「幻の会」は1959（昭和34）年11月に初めて開催され、「近畿、中部、関東の同問題（現象学および現存在分析－引用者注）に関心のあるもの20名が参集した。話題提供者は京大大橋氏、南山大立松氏、東大石川氏、京大笠原氏で、Husserl, Merleau-Ponty, Binswangerなどをめぐる主として方法論的な問題について活発な意見の交換が行われた」[4]と記録されています。

中井によれば、東大保健学科、東京医科歯科大学精神病理グループ、東大分院神経科と青木病院のスタッフが日大駿河台病院神経科で、月例の研究発表会を開き、1969（昭和44）年から1970（昭和45）年にかけて1年ほど続いたと言います。正式には「日大拡大研究会」でしたが、ひそかに「丸の内線グループ」と呼ばれていた由です。それが東大出版会の熱海ワークショップを準備することになったと述べています[5]。

第2グループと丸の内線グループは、1972（昭和47）年から『分裂病の精神病理』シリーズ（東大出版会）を出版し、わが国の精神病理学に一時代を画しました。

最近、野間は人間学的精神病理学について以下のように述べています。

　　「人間学的精神病理学の核心は、精神疾患を脳機能という『部分』の障害ではなく、一人の人間としての生命活動『全体』の障害と理解したことである。」[6]

　　「人間学には2つの臨床的支柱がある。1つは、内因性精神病が発病前からそれぞれ特有の性格をもつという『病前性格』論であり、もう1つは、内因性精神病患者がその疾患固有の対人的な態度をもっており、診察医は疾患固有の性質を本質直観することによって診断が可能と考える『直観診断』論である。」[6]

また、当時をふり返って八木は「精神病者の処遇と治療が深刻な基本問題であった医療現場からみれば良かれ悪しかれ『浮世ばなれ』しており、極端にいえば空想精神医学の集大成といわれても仕方がなかった。」[7]「心の細部の探求に沈潜し、あるいは構造論の空想に耽って、精神病者の処遇

に関心を示さなかった当時の精神病理学は『徒花』とか『出版精神医学』などと揶揄されるに至った。」[7]と批判しています。

●日本精神病理・精神療法学会第6回大会

「日本精神病理・精神療法学会」は懸田克躬、加藤正明らの呼びかけで1964（昭和39）年に第1回（東京）が開かれました。年々参加者が増え、第5回大会（大阪）は500人にも上ったと言います。

「第6回大会」は1969（昭和44）年10月に東京で開催されましたが、同年春の金沢学会の余波を受け、「討論集会実行委員会」の提起をめぐって激しい論争となり、2日間の討論の末学会は解散に追い込まれました。

松本らはパンフレットのなかで以下のように告発しています。

> 「今日の精神科医療情勢の中に自分を位置づけることなくして『私は精神科医である』と語ることは欺瞞だと告発されてもいたしかたないことでしょう。100人の患者の主治医でありながら、99人を鍵のかかった病棟に『監置』している『精神科医』が、一方では一人の患者に『精神療法』を施行することによって、それを学術研究のテーマとする。——この『精神科医』の中にある二つの顔——この自己矛盾をこそ金沢学会は告発し、各医局に、各病院に、ひとりひとりの『精神科医』に提起し、持ちかえらせた課題であったと考えます。」[2]

学会発表の内容については「臨床精神医学から生れ、逆にその成り立つ所謂（ママ）を問う学であるべき精神病理学が臨床からはなれ、それとの緊張関係を失って、いたずらに矮小化した特殊な分野をあつかう学（Fachlehre）としての『精神病理学』に堕落していったのではないか」[2]と疑問を呈しています。

学会の中心にいた第2グループに対しては「不遜にしていえば、この世代の情熱は、真の医療、普遍的な精神医学が孕む課題には対処しえない、

方法論的に未熟な白昼夢を夢みていたものではなかったのか。このような疑念が次々と湧き起ってくる」[2]のを否定できないと述べています。

　そして「精神医療が荒廃していき、合理化が進行するなかで、病院斗争と医局解体斗争をわれわれはまず担っていかねばならない。相対的な"良心"の満足という地平にはもはや安住しているわけにはいかないのである」[2]と高らかに宣言しています。

　「それでも研究だけは……」とか「いかなるときでも研究だけは……」といった反動に対して、松本は「いかに『学問研究』が時代を超え永遠性のもとに庇護されるべきものであったとしても、また別の側面では、いかに時代の制約を受けており、一定の歴史的状況のなかでしか成立しえぬものであるかが明らかとなるであろう。この限りにおいて、精神科医たる者の超越性も、学問研究の自由性も、そのアカデミズムも、これをアプリオリなものと措定し、無媒介にそのなかに入りうると考えることは幻想であり、自己防衛的な弁明であるにすぎない」[8]と反駁しています。

　学会を討論集会に切り換えることに積極的に賛同した土居は、学会後つぎのように記しました。

　　「私は討論にさいし一貫して精神科医としてのidentity crisisに彼らの注意を喚起しようとした。私は彼らが折角臨床の重要性に目覚め、臨床が従来ネグレクトされている事実に警鐘を鳴らしながら、結局臨床を素通りして社会運動に突走るのではないか、と憂えた。」[9]

　　「もし精神病院に一人の真の臨床家がいるならば、暗夜にも似た現状に一条の光明をもたらすことができるのではないか。私がもどかしさを感じたのは、彼らが現状に憤るあまり絶望し、ただ見えざる敵に対する闘いを呼号するだけで、臨床医としての自覚と誇りを失っているように見えたからなのである。」[9]

　　「今後ますます合理化され窮屈となる社会の中で病み疲れる者にとり、精神病院がオアシスとなりうることを証明し、強調すべきではないのか。実に精神病院は人類に残されたわずかな自由を守る砦の一つ

となるべきものなのかもしれない。」9)

　この土居の主張に「強者の論理」を見た松本は猛然と反論します。

　　「精神科医療の現実問題そのものには口を塞ぎ、当の課題を避けて、もっぱらそれに異議を申立てている青年の心理にのみ焦点をあて、得意の心理主義的（精神分析的）解釈を施されている。」10)

　　「問われているのは、われわれ自身のrealityであり、精神科医の構造なのである。いたずらに自己洞察−自己規定を行うことなく、古い人間観を切りながら、臨床での闘い、医療情勢との闘いを展開すること、この闘いのなかで自らに問題をつきつけつづけてこそ、真の新しい精神医学を展望することができよう。」10)　と。

　また、第2グループの小木は、批判を受けてつぎのように反論しました。

　　「ルカ伝15章の『なんじらのうちたれか百匹の羊を持たんに、もしその一匹を失わば、九十九匹を野におき、往きて失せたる者を見出すまでは尋ねざらんや』という言葉に精神医療の奥義があるとかねがね思っている。一人の病者に濃密な医療を行うこと、そのことを大切にしたい。九十九人の病者すべてにおこなうべしという至上命令や功利主義で、出会いという実存的契機を抹消することは、かえって精神医療の非人間化や荒廃をもたらすと思う。」11)

　小木の主張には精神医療の荒廃についての現状認識がまったく欠けていたと断じざるをえません。この論争は後々まで尾を引きます。

●学会解散後

　学会から20年後に松本は当時の小木との論争をふり返ってつぎのように記しています。

　　「われわれは、九十九人の患者たちを『野において』いるのではなく、監禁しているのである。また、九十九人に濃密な精神療法を施すこと

を要求したわけでもない。九十九人を劣悪な環境の下に閉じ込め、それに対して『無為無策』のまま、一人の患者を丹念に治療する『やっても効果のない、治療者の自己満足としか思えない精神療法』がまかり通っている、精神分析、精神病理学会の体質に疑問を投げかけたのである。」[12]

　その後、この論争に対してまったく別の視点から光が当てられることになります。松本と臨床の場を共にしたことのある塚崎は以下のような問題提起を行っています。

　　「一つの病院の中にあって、病棟開放化の焦点になる患者というのは、病棟の行き詰まりが象徴されている人間に他ならない。多くの患者がその患者を見るとき、自分の未来に絶望を感じ、職員もまた仕事の限界を認識するという患者である。このような患者の状態が驚くほど改善されたら、その事実は百の論議より現実を変えていく力がある。このような患者こそ、あの迷える一匹の羊なのである。」[13]

　　「迷える一匹を救えば、残りの九十九匹も同じように救われるだろう。残りの九十九匹になんの変化もないなら、その一匹は別に迷っていなかったのだろうということだ。その迷える一匹をどうやって見つけるか。見つけたなら、どうやって救うか。問題はそこにある。そして、およそ臨床と呼べるような場には必ず、一人の患者が変わることによって、残りの患者も変えるような、そんな患者がいると思う。」[13]

　塚崎は開放化運動の中で、市中の精神病院に閉じ込められていた迷える九十九匹を救う道を模索していたのです。

　松本と小木の論争に答えるために、臨床の現場における闘いを対置したとも言えましょう。当時、開放化運動はいわゆる「1968年」をくぐり抜けた精神科医たちに共通したスローガンでもあったのです。

　一方で、松本が指摘した精神病理学および精神療法研究の背後に横たわる「あるうしろめたさ」[2]を乗り越えるために、高踏的な議論を廃し症例に即した報告をしようという風潮が高まりました。言いかえれば、精神病理

学徒は何らかの免罪符を探し求めていたとも言えましょう。

「精神病理・精神療法学会第6回大会」を回顧した松本と内海の発言に触発されたとして、中安はつぎのように述べています。

「内海の言葉『"症例を語る"ことが免罪符』とはよくぞ言ったもので、それは精神病理『学』が否定された当時の反精神医学的潮流の中では、患者を離れて疾患の病理を追究するのではなく、患者に密着してその"生きざま"を叙述することを自ら大事なことと考え、また他からも要求され、逆にそうすることによって自らを許し、また他からの批判も免れえるという認識があったことを端的に物語っている。」[14]

その結果、精神病理学において「症候学と疾患論」の欠如が齎されたと、中安は指摘しています。

「疾患普遍的な病理を見ない"やさしい"治療者は、そこに個体固有の"生きざま"を見るしかないが、"生きざま"という理解はかえってその個体を貶めることになりはしないか」[14]危惧されるとも述べています。

中安はそのうえで、1例報告で疾患普遍性を論じる愚かしさを指摘しました[14]。

臨床現場における闘いと精神病理学研究の両立をめざすいわゆる「1968年」世代の挑戦は、厳しい試練に晒され続けました。

● 臨床と精神病理学のはざまで

松本は、1993（平成5）年、往時を回顧してつぎのように記しています。

「私には長い『空白』があった。その昔、精神病理学という学問をかじりかけてはみたが、精神病理学のほうが私から遠のいてしまったというのが、そのころの実感だった。」[15]

その契機となったのが「学会闘争」であったと記した後で、松本は「病者を隔離・収容し、彼らの自由を奪いながら、一方では、麗々しく学会で発

表するための論文づくりにいそしんでいる。『人間の学に基本をおいている はずの精神医学が、その営みである精神医療において、患者を人間として 処遇していない』この事実が、精神科医としてのアイデンティティを模索 しはじめていた私を襲った」15) と述べています。

　一方で「『学』の自由を唱えうる人たちにある種の羨望をもっていたこと も否定できない」15) とも赤裸々に記しています。

　「この2つの流れの間に揺れ、精神医療の改革運動に遅れ遅れについて 行きつつ、私は日々の臨床に埋没していくより仕方なかった。これが、私 の20年近い精神病理学の『空白』である。この間、論文らしきものは何一 つ書いていない」15) と述べていますが、最後の行は松本の謙遜です。

　そして「まだ迷いながら、何かを求めながらという、絶えざる『ゆらぎ』 の中にある」15) と真情を吐露しています。

　松本の遺稿となった『日本の精神医学この50年』の中に「学会闘争」に 触れた一文があります。

　　「これまでこの学会の創設に精力を注いできた先達も、この解体宣 　告に強く抗うことはなかった。日常の臨床に携わっている者として、 　若手精神科医の異議申し立てをある程度理解したために引き下がった 　のか、とも解釈できる先輩たちの反応であった。あるいは、学問と医 　療とは次元の異なる営為、学問は本来的に自由であるべきだ、といっ 　た考え方のもとで、あえて若手精神科医たちとの討論には関わろうと 　しなかったのかもしれない。あるいはまた、精神病理学という学問に 　は若手の異議申し立てを跳ね返すだけの強い権力が、はじめから備わ 　っていなかったのかとみることもできる」16) と。

　松本はしだいに精神病理学へと回帰していきます。『分裂病の精神病理』 ワークショップにも遅ればせながら参加し、つぎつぎと論文を発表してい きます。

　　「私はこのワークショップに対してアンビヴァレンツに終始してお 　り、意を決してこのサロンに参加したのは十一回目の集いのときであ

124　第2部　精神医療の変革運動

った。やはり精神病理学に対する思いは断ち切れなかったというしかない。」16)

●おわりに

　松本は名著『精神病理学とは何だろうか』の「あとがき」に以下のように記しています。

　　　「たとえ精神病理学に無縁な治療者といえども、やはりそれなりの『病気観』『人間観』があるはずであり、それらの上に立って治療的実践に携わっているはずです。この『病い観』を明らかにすることが、もともと精神病理学のめざしているものであり、その課題でもあるのではないでしょうか。」17)

　　　「しかし、コトバにすると実践のもち味（内実）そのものは抽象化され、いたずらに観念的なものになってしまう危惧もある。ここに、実践とそれを集約しようとする学問とのギャップがうまれてくるのでしょう。」17)

　「コトバ」を通してこころのありかを探るのが精神病理学であり、病者の体験とわれわれの体験の溝を埋めるのも「コトバ」であると述べて、松本は精神病理学における「コトバ」の重要性にこだわり続けました18)。

　松本の最後の言葉は「医療改革の運動と精神病理学、私は『二足のわらじ』を履くことになった。そのように評されてもやむをえない私のスタンスである。ただ私自身は改革運動と精神病理学とは、まったくかけ離れた別個の領域だとは思えない」16) というものでした。

　松本のなかにおいて、精神医療改革運動と精神病理学との稀有な邂逅と両立を見ることができます。

　「日本精神病理・精神療法学会」闘争で問われた、精神医療改革運動と病者の救抜に連ながる学とを揚棄する不断の闘いは、残された者の課題とな

第8章　精神病理学批判 | 125

りました。その根源的な問いへの応答のひとつが、「雑誌『精神医療』の全国化を促す契機ともなった」[19] のです。

　松本のその後の精神病理学的業績は不朽の輝きを保ち続けて後世に受け継がれることでしょう。

　松本は、わが国における人間学派の紛うことなき嫡子であったと言うことができるのです。

第9章
大学医局講座制批判

● はじめに

　アメリカのベトナム侵略戦争に反対する運動が世界的に高揚するなか、
1967（昭和42）年10月8日、当時の佐藤栄作首相がベトナムを訪問しよう
とするのを阻止する闘いで、京大生が死亡するという事件が起きました。
この事件を契機に、全学連・反戦青年委員会を中心とする、わが国のベト
ナム反戦運動は一気に燃え上がりました。

　1968（昭和43）年のエンタープライズ佐世保寄港阻止闘争、三里塚空港
反対闘争などを経て、10月21日の国際反戦デーの新宿駅周辺は、ヘルメ
ット・角材スタイルの若者達で埋め尽くされ、騒乱罪が適用される事態に
まで発展しました[1]。

　同じ頃、パリのカルチェラタンではフランスの学生たちが激しい街頭闘
争を展開し、またチェコでは旧ソ連の介入に抗する闘いが起こり[2]、中国
では紅衛兵達が造反有理を叫んで、世界の耳目を集めていました。

　仙台でも、連日のように学生のデモと集会がくり広げられ、一時は仙台
駅前が学生と労働者で埋め尽くされるということもありました。

　一方、東大では、インターン闘争に端を発した運動のなかで、学生の処
分問題がもちあがり、1968（昭和43）年1月に医学部が無期限ストライキ
に突入し、6月には安田講堂の占拠へとエスカレートしていきました[3]。

　こうした運動のなかで、党派に所属しない一般学生を中心に全学共闘会

127

議（全共闘）が組織され、大学の建物の封鎖・占拠が全国に波及し110数校にも及びました。たとえ少数といえども、主体的に情況を切り開き、戦後民主主義と「革新」の欺瞞を暴くというのが全共闘の思想であり運動論でした。

東北大でも、1968（昭和43）年11月の大学本部封鎖に続いて教養部も封鎖されていきます。

翌1969（昭和44）年1月、東大安田講堂の封鎖が機動隊によって解除されました。

そして、同年7月には、大学臨時措置法が施行され、全国の学園闘争はつぎつぎに終焉を迎えて行きました。

同年11月、東北大教養部の封鎖解除に抗議して、医学部の学生数人が病院玄関前でハンガーストライキを行いましたが、医局員達に実力で排除されるという事件が起こりました。この闘いを最後に、東北大医学部における闘争は終わりを告げたのです。

高度に成長した社会において、学問の自由とはなにか、大学の自治とはなにかを問い続けたのが、全共闘運動でした。ふりかえれば、政治闘争というよりは、文化革命をめざした運動であったように思われます。

闘いの高揚のあと、運動に参加した医学生たちは、さまざまに分岐していきました。研究者の道を歩む者、医療の告発闘争に参加する者、地域医療に挺身する者など、実に多彩な生き方を選択していったのです。

●医学生の運動

全国の学園闘争が盛り上がりを見せる直前の1968（昭和43）年3月、東北大医学部1年生だった私たちのクラスは、学年末試験を前に、登録医制度導入反対と42青医連（昭和42年に医学部を卒業した青年医師たちの全国的な連合）の医師国家試験ボイコットを支持して20日間のストライキを行いました。クラスをあげての長期ストライキは、東北大医学部の歴史の

なかでははじめてのことでした。

　当時発行された闘争委員会のアピールには「解放された医療の獲得のために登録医を粉砕しよう」とあり、①42青医連の医師国家試験ボイコットを支持しよう、②同盟登校を勝ち取り、学年末試験ボイコットを貫徹しよう、というスローガンが踊っています4)。

　医学部教授会に対して、①（登録医法案に関して）教授を含めた全学討論集会を開催すること、②教授会は登録医制度に対して反対声明を出すこと、③登録医制度反対運動を保障するため（医学部1年生の学年末）試験延期を認めること、という要求を掲げ、要求が入れられなければ、学年末試験をボイコットすると宣言しています。

　クラスの全員が授業と学年末試験をボイコットして、連日クラス内討論が続けられ、医療情勢の分析、健康保険制度についての学習、インターン制度から登録医制度が登場してくるまでの歴史経過の分析、自主講座などが20日間にわたって展開されました。

　医学部教授会は、3項目要求のうち、①全学討論集会の開催と、③学年末試験の延期、については応じましたが、当然のことながら②登録医制に対する教授会反対声明は出しませんでした。

　結局、42青医連の国家試験ボイコットが実現した時点で、私たち医学部1年生の闘いは終わりを告げました。闘争委員会のメンバーの一部は、その後東北大全学の闘争へと合流し、70年安保闘争に参加して行くことになりました。

　このときに問題とされた登録医制度とは、戦後長い間続いたインターン制度に替わる制度として、当時の厚生省が打ち出した新制度でした。

　第2次世界大戦後、占領軍は医学部卒業生の医療技術の平準化を図るために、インターン制度の導入を指令しました。インターン制度とは、医学部卒業後1年間、大学病院または厚生省が指定した病院で実地修練を義務付けたもので、インターンを終えないと医師国家試験を受験する資格がもらえませんでした。インターン期間の1年間は、医師免許を持っていない

ために無給で、きちんとした教育カリキュラムもなく、現場では安い労働力としてただ働きを強いられていました。

したがって、インターン制度に対しては、当初から批判があったのです。

1955（昭和30）年に結成された医学連は、1963（昭和38）年の定期大会で「現行インターン制度拒否」を打ち出しました。

卒業を控えた医学生たちは、1964（昭和39）年に「インターン生連合」、1965（昭和40）年に「医卒連」、1966（昭和41）年には「青医連」を結成して、インターン拒否から完全なボイコットへと戦術をエスカレートさせていきました。

1967（昭和42）年春には、国家試験をボイコットした41青医連と、新卒でインターンを拒否している42青医連とが大学病院に集結して「研修協約闘争」に入りました。

研修協約闘争とは、研修医が大学病院できちんとした研修を受けられ、身分が保証されるようにと要求していく闘争のことです。研修を受ける側の卒業生が研修のカリキュラムを作り、医局の教育スタッフに履行を求めるという運動でもありました。

厚生省はこうした青医連の動きに対抗して、医師法の一部を改正し、1968（昭和43）年4月から登録医制度を導入しようとしたのです。

登録医制度とは、旧来のインターン制度を廃止して、卒業と同時に医師免許を与える代わりに、2年間の臨床修練を義務付けるという制度でした。

これに対して、登録医制度の導入はインターン制度が2年に伸びたにすぎず、医局講座制が温存されたままでは医局の人事支配に利用されるだけであるという趣旨で、反対運動が起こりました。42青医連を中心に、2年間の研修保障と経済保障を求めて、登録医制度導入反対、国家試験ボイコット、臨床系大学院ボイコットなどの盟約がクラスのなかで結ばれたのです。

私たち医学部1年のクラスは、先輩たちの運動を自分たちの将来のこととして引き受けて連帯を表明し、ストライキを敢行したというわけです。

クラス討論を通してクラスの全員が意志統一を図り、運動を展開すると

いう気風が、1968（昭和43）年まではまだ残っていました。当時は、医学生の共通利害が、「層」としての闘争を成立せしめていたのです。

● 東北大学精神科医局の自主管理

1971（昭和46）年春に卒業した私たちは「非入局立て籠もり路線」を唱え、教室はもちろんのこと医局会にも入会を拒否していました。

当時の東北大精神科医局は、すでに改革と民主化が進んでおり、教授は不信任されて姿を見せていませんでした。教室の実質的な責任者は助教授でした。

私たちは、学生時代の大学闘争の延長線上で、精神医学教室の解体と自主管理を主張し、医局会とは、一線を画していたのです。

渡辺5)の記録にそって、東北大精神科の改革と民主化の歩みをふりかえってみます。

1967（昭和42）年に、東北大精神医学教室は開講50周年を迎えていますが、医局員は極端に減り、入局早々の新人をトランク・パートに送りこまねばならず、教室の機能に支障を来たしていました。

それに対して、きちんとした卒後教育を求める若手の医局員から、医局会の開催要求が出されました。

同年6月にはじめて医局集会がもたれ、いわゆるトランク制度の検討が俎上にのぼりました。トランクとは、教授の命令で、医局の関連病院に短期間派遣されるシステムのことを言います。関連病院の人事に教授の意向が強く反映して、医局員の自由な意志表明が妨げられるという観点から、トランク赴任委員会が設けられましたが、最終的には個人の自由意志で決められるべきものであるとして機能を停止しました。

同年7月には医局会が定例的に開かれるようになり、大学における研究・教育・診療の全般にわたって見直しの議論が行われ、医局講座制の矛盾が

第9章　大学医局講座制批判　131

明らかにされていきました。

　その結果、1969（昭和44）年7月に「東北大学精神医学教室における教育・研究・診療その他に関しては構成員の総意に基づいて運営される」という盟約が結ばれます。

　教授による教室・医局の一元支配を否定する重大な決議でした。

　この盟約のもと、あたらしいさまざまなシステムが導入されていきます。教室の助手の全国公募（当時としてはきわめて例外的なことでした）、卒後教育カリキュラムの具体化、研究費の配分の公開、有給者のみによる診療体制の整備（教育を受ける身の研修医は通常業務に縛られないことを原則とする）などが実現しました。

　こうした経過のなかで、若手医師から、トランクの期間を限定して、腰を落ち着けて新人教育が受けられるような体制にしてほしいという研修協約要求が提起されます。また、全国公募以前に助手になった人たちからは、旧来の制度下で推挙された身分を否定して助手を返上する動きがでました。さらに、大学院在籍者は自主退学し、博士号取得予定者からは学位拒否宣言が出されるということが続きました。当時一世を風靡した「自己否定」の論理に基づく行動だったのでしょう。

　42青医連によると、医局講座制批判の視点は以下のようなものでした。

　　「いかなる教授であろうとも、定年まで教室の主宰者であり、教授の権限が学内人事はもとより、トランク・赴任を含めた学外人事、さらには教室の研究費の獲得・配分、研究テーマの決定といったあらゆる分野におよび、さらには診療科の科長として権限の範囲を広め、教育者としては学部教育のカリキュラムの決定・学士および学位認定権といったものを掌握し、大学の中枢部分を独占的に掌握してきた。

　　教授を頂点として、従来の科別に分割されてきた医局講座制という閉鎖された社会では何が行われて来たであろうか。

　　まず第1に、大学卒業後の若手医師がほとんどすべて医局講座制のなかに入局という形で組み込まれ、大学病院に集中した。このような

132　第2部　精神医療の変革運動

形で入局した者のほとんどが無給医という形で存在してきたわけであり、彼らは大学病院の診療・教育を肩代わりし、医局の雑用を担い、また、経済的要求の代償という形で医局のジッツ（関連・支配－引用者注）病院確保のための一個の兵隊としてトランクに出されてきたという実情であった。

医局員の全人格までをも決定し、支配してきた教授およびこれを支えてきた医局講座制は、真理追求の場であるべき大学に必要不可欠な要因としての自由を圧殺し、封建的・徒弟制度的・実体なき権威主義的大学に堕落させてきたという大きな過ちをおかしてきたことを挙げることができる。

つぎに、医局講座制の犯してきた誤りの第2点として、医師の供給源を掌握してきたことによって地方病院への絶大な権力を行使してきたことを挙げることができる。(以下、略)

われわれは、もはや教授総体が現在の医局講座制を基盤として万能を発揮することは誤りであることを指摘したい。同時にわれわれは、将来の展望を論ずる場合、まず教授以下すべての医局員が、すべての問題に対して平等に意見を交換し、決定していく場を保障することが第1条件であると考え、そのためにわれわれは、従来の制度を廃し、あらたに東北大学精神科医局のすべての問題に対して医局員自身による管理・運営の体制を作ることを提案する。」(文献5より引用、一部字句を修正した。)

このように東北大精神科における改革と民主化の闘いが進行していた最中の1970（昭和45）年に、教授が製薬会社の饗応に応じたのは、国立大学の教授として道義的な責任があるので辞職すべきであるという趣旨の告発が一医局員によってなされたのです。

以後、医局会における長い長い討論が続き、教授は不信任されて大学に姿を見せなくなり、3年後には辞職するという結末に到りました。

つぎの教授が着任するまでのおよそ7年間、東北大精神科は助教授以下

第9章　大学医局講座制批判　133

の医局員による実質的な自主管理が続きました。

　時代的には、金沢学会闘争および各大学における医局講座制解体闘争の思想に互いに深く影響されてのことだったと思われます。

●金沢学会闘争

　1969（昭和44）年の金沢学会のころ、私はまだ医学部の学生にすぎませんでした。インパクトの大きさを知ることになるのは、それから数年後のことです。

　新井は学会闘争の意義をつぎのように述べています。

1) 学会は、医局講座制を基盤として成り立ち、外から医局講座制を支える教授連合、学会ボス連合以外のなにものでもない。

2) 学位研究という口実で無給労働を強い、教授権力による一元的支配を維持してきた医局体制が、学術的幻想をふりまきつつ学会で演題発表させるとき、学会は、医局講座制の維持強化のフィードバック機構となっている。

3) その機械的形式的な学会運営とあいまって、学術研究の場として学会はその機能が破産している。それだけでなく、学術研究と称してその実は、第1に製薬資本との無反省な関わりによる産学協同的研究にすぎず、第2に医学研究は、個々の研究者の意図を超えてその研究営為が基盤としている社会体制の無言の要求によって規制されており、国民のための医学・医療という視点が欠落している。

4) 国民から医療を剥奪する政府の医療再編合理化は、学会において同意を得、学会の運営組織機構を通じて、具体的に受容され施行され貫徹される。

5) だから学会がこれまで担ってきた役割の告発を、学会ボスの責任追求とあわせて行わなくてはならない。医局講座制打破の闘争は、論

理の必然的帰結として、医局講座制と密接不可分の関係にある学会の構造変革へと直ちに進まざるをえない。(新井清：医薬ジャーナル69年8月号、文献6より引用。)

1969 (昭和44) 年5月、関西精神科医師会議の呼びかけに呼応した若手の精神科医たちは、学会の運営の姿勢を問い、会期のすべてを公開の討論会に切り替え、理事会に対して不信任を突きつけました[7]。

藤澤[8]によれば「金沢学会は、日本の精神医療の現場が如何に悲惨であるかということと、それを黙過あるいは容認するばかりか、精神病院を支配すると同時に寄生さえしていた大学精神医学体制、医局講座制に対する告発と反乱であった。」のです。

関西精神科医師会議が発行した「学会を告発する」と題されたパンフレット[9]には、学会批判の基本的視角がつぎのように述べられています。

　　「今年の学会は、全国の大学闘争、とりわけ医学部における医局講座制と医療の帝国主義的再編に対する闘争を背景として開催されるのであり、この文脈に学会を位置づけるとき、なんらの批判を経ることなく、学会の慣例的セレモニーとして今回の学会がもたれることは許されない。」

ここでは闘争の目的が医局講座制解体と医療の帝国主義的再編阻止にあることが宣言されています。

パンフレットによれば、政府は医局講座制を支配して医療政策の道具として利用し、教授は医局講座制を通してその成員を支配し、医局講座制は総体として患者を抑圧する機能を果たしていると分析しています。

また、医療の帝国主義的再編についてパンフレットは「健保抜本改悪を通じて、医療を受ける勤労大衆からの医療経費の収奪が行われようとしている。さらに基幹病院構想により、報告医制度（登録医制度の後に厚生省から出された制度－引用者注）および指定病院によって若年医師を基幹病院に低賃金で釘付けにし、また中堅医師をも医局講座制のかくれみのから引きずり出し、直接国家の支配下に置いて、効率よく基幹病院に配置しよ

うとしている。看護婦（当時）に対しても職階制の導入と労働強化を強要し、医療労働者に対する労働強化収奪が図られようとしているのである。この場合、医療は、高度産業社会の労働力の維持・再生産として規定されるのであって、労働力として期待されるところの少ない精神病者は、およそ政府厚生省の考える医療の対象に該当しないのは、この体制のもつ効率原理からいって至極当然である。」としています。

小澤10) は10年後に以下のように総括しています。

1）大学闘争の昂揚を基盤に医療の帝国主義的再編に対する反撃を意図して闘われた金沢学会闘争は、講座派の学会一元支配にとどめをさす理事会・評議員会不信任決議によって画期的なものとなった。

2）講座派に対する追及は、その後も徹底的に闘われ、臺をはじめとする人体実験批判につながっていく。

3）公開性の原則をかちとったことは、後に学会が病者・家族・労働者・市民・学生に開かれたものとなる第一歩であった。

4）保安処分問題、精神医療に負わされている社会防衛的機能の追及は、討論のはしばしで述べられてはいたが、保安処分推進派を引きずり出し追及するには到らず、2年後の保安処分反対決議にいたる過程をまたねばならなかった。

5）討論のかなりの部分を費やした学会認定医は今も廃案になっている。しかし、認定医問題をめぐる討論は精神医療情勢をいかに認識し、その危機的状況にいかに闘いをいどんでいくかということであった。

6）要するに、金沢学会は闘う医師によって徹底的に闘われ、学会闘争のあり方を示したものであった。

さらに20年後に、小澤11) はつぎのように述べています。「学会闘争は単なる学会闘争ではなかった。それは、二重の意味において、そうであった。まず、日常的実践と運動とが学会闘争という場で表現され追及された、という意味においてである。また、学会で問われた課題は常に日常臨床の場で問い直された、という意味においてである。」

●おわりに

わが国における「精神医療の1968年」とは、畢竟するに金沢学会闘争の思想ということになります。

森山はグローバルな視点から、精神医療が近代に入ってからほぼ100年を単位として大きな変動を示してきており、しかも100年はさらに約20年単位の小さな変動の集積として現れてきたと指摘しています。そのうえで、この小変動も大変動も社会－経済的な変動の一環として起きていることを、深い洞察に基づいて解明しています。

とりわけ、1968（昭和44）年の歴史的な位置づけについては、1869（明治2）年にはじまった約100年間の、経済的には重化学工業と金融独占資本主義、政治的には社会帝国主義、社会的には大衆社会というパラダイムから、あらたな時代の開始を告げる約20年の構造循環の起点であったと指摘しています。

精神医療面では隔離・収容の時代から地域精神医療の時代への転換の幕開けを告げる時期に相当するとしています[12]。

小澤[10]は10年後の総括で「われわれの討論は後に運動化される端緒的形態としてそのほとんどを含んだものではあったが、その内実化は(1)碧水荘闘争委員会の提起、(2)烏山病院問題に起点をもつ生活療法、作業療法批判、(3)「中間施設」論争、(4)さまざまな病院告発闘争、(5)精神衛生法体制批判（例えば通信・面会の自由をめぐる運動）などをまたねばならなかった。」と述べ、さらに「後に『精神病』者集団の結成－赤堀闘争の提起、看護労働者からの追求などを受けとめるなかで深化していった」と述べています。

そして、20年目の感慨をつぎのように記しました。「金沢学会闘争は『過去』である。しかし、われわれの運動は、いまだに20年前の金沢学会闘争における提起を『過去』にしきっていない。いま、われわれには否応なくあらたな闘いへの出発が要請されているのであろう。だが、その闘いは20

年前の原点から遊離したものであってはならない。国家との対決を抜きにわれわれは『病いを癒す者』にさえなれない、というかつての決意を再認識しているにすぎない。」[11]

　当時の医学生の運動、医局講座制解体の試み、金沢学会闘争などはいずれも、医学生と青年医師の個別利害に立脚した運動という点で限界を有していました。自らの加害者性に気づき、障害者や差別された人びとと向き合うようになるには、その後長い努力が必要とされたのです。

　20年目に、ふたたび金沢で学会総会が開催されたおり、富田[13]は以下のように発言しました。「69年当時、私たちは、医療の『帝国主義的再編』という言葉で国家の医療政策を一括して規定していたと思う。しかし、国家が本格的に『帝国主義的再編』を実施しようとしているのは、まさに、いまなのではないだろうか。医療法改正、地域医療計画、認定医制、専門医制の法制化の動向などは、精神保健法施行とともに、まさに医療の『帝国主義的再編』と言うべきものではないだろうか。私たちは、69年金沢学会以後にうちたてた精神医療改革の諸原則を堅持しながら、ひとめぐりした状況に対して改めて闘いを組織すべきときを迎えたことを確認すべきではないだろうか。」

　時代はふためぐりをして、金沢学会から50年が経過しました。闘争の直接の引き金となった「学会認定医制」は頓挫しましたが、30年後に「学会専門医制」として制度化されました。

　長年議論され続けてきた保安処分制度は医療観察法に姿を変えて法制化されてしまいました。国際的な製薬資本は学会運営のみならず、精神医学の研究や疾病分類にまで影響を及ぼすほど強大化しました。

　私たちは、小澤が提起した精神医療の改革運動と臨床における日常的営為との「螺旋状の闘い」[11]を闘いきれているか否かを、いまなお問われ続けているのです。

　その意味では「精神医療の1968年」は、不変かつ永続的な課題として残されたままです。

第10章
精神鑑定批判

　わが国の刑事訴訟法は、いわゆる起訴便宜主義を採用し、検察官による公判前の先議・裁量を大幅に認めています。そのために、わが国の責任能力判断の舞台は、裁判所から検察庁に移ったと言われて久しくなります。起訴前鑑定は、司法精神鑑定総数の90％以上を占めており、起訴後の裁判所からの命令による正式な精神鑑定を大幅に減らしています。

　起訴前鑑定の大部分は、簡易鑑定です。簡易鑑定の目的は検察事務の費用と時間の節約、精神障害者の早期発見および適正な治療にあるとされていますが、実務上は、責任無能力者の起訴を回避したいとする検察の要請にあります。その結果、起訴率は年々減少し、いったん起訴されると100％近い有罪率というわが国の現状が生み出されたのです。

　ところが一方で、殺人や傷害等、精神障害者による重大な暴力犯罪でも、精神鑑定の行われないことがしばしばあり、一枚の診断書、電話による医師への事情聴取、簡略な報告書、措置入院のための診断書などをもとに、検察官が不起訴の裁定を行っている実態が報告されています。検察官は、いったん起訴した以上は無罪判決を極力回避しようとするため、公判における責任無能力の判断基準が起訴前と比べて格段に厳しく、判決での心神喪失の認定の幅が極端に狭まります。精神医学的には同等のケースでありながら、責任能力の判断にダブルスタンダードが用いられているのです。

　検察官が行う責任能力の判断は、裁判官が司法的判断として行う責任能力の判断と同様に扱われていいのでしょうか。刑法39条が示す心神喪失・

心神耗弱という概念と、検察官が不起訴処分の事由として用いる心神喪失・心神耗弱という概念が同質と解してよいかどうかは検討を要することがらです。検察官の判断のなかには、訴訟能力の存否が大きな比重を占めるのに対して、裁判官の判断は、あくまでも犯行当時の精神状態が行為に及ぼす影響ならびに有責性・非難可能性です。検察官の起訴・不起訴裁定の基準に問題があるといわねばなりません。

　また、被疑者の心神喪失・心神耗弱を検察官の裁量によって決定し、被疑者の処遇を決めることは、いわゆる選択的制裁という刑事政策にあたり、法の下での平等を謳う憲法14条に抵触しないと言えるのでしょうか。

　裁判官による責任能力の判断の場合には、一応生物学的要素と心理学的要素という基準があり、その結果については判例・学説という形で明らかにされています。ところが、検察官による裁量結果については、そのプロセスが公表されないので実態が不明朗なままです。

　なかには、簡易鑑定を実施せず、事件後に行われた措置診察を参考資料として起訴・不起訴を決定する検察官がいるとも言われています。不起訴とされ検察官通報された被疑者のなかには、措置要件は少ないが、一応行政の鑑定結果を得たいという事例も含まれていると言います。

　刑法上の責任能力と精神保健福祉法上の措置入院は別個の基準によること、つまり前者では犯罪の時点での弁識能力と制御能力、後者では診察時点での自傷他害のおそれを基準とすることはあらためて言うまでもないことがらです。にもかかわらず、ときに各々の役割が混同されています。

　不起訴処分となり措置入院となった者は、自身の犯罪の有無を争う場を奪われ、しかも犯していない犯罪行為をもとに自傷他害のおそれが認定されてしまう危険性を排除できません。

　わが国の立法は、責任能力の判断基準として、精神の障害（生物学的要素）と弁識能力および制御能力（心理学的要素）とをあわせて規定する混合

140　第2部　精神医療の変革運動

的方法をとっています。かつては統合失調症や躁鬱病などの真正の精神病があれば、原則として無条件に責任無能力とすべきであるという固い慣例（コンベンション）が主張されたこともあります。現代においては統合失調症であっても、限定責任能力ときには完全責任能力を認める判例が出てきました。責任能力の判定基準として、精神の障害という要件だけでなく、心理学的要素が従来にもまして重要視されるようになってきたのです。犯行が病的体験に起因するということと疾病そのものとを切り離して考える傾向が生まれています。その結果、いくつかの矛盾が露呈しています。

　精神の障害を前提にした場合、被告人の動機の異常性は、責任非難を軽減させる方向に働きますが、逆に、正常であることを前提にした場合、被告人の動機の異常性は、責任非難を増大させる方向に働きます。ここにもダブルスタンダードが存在します。
　心理学的要素は弁識能力および制御能力を指すとされています。弁識能力と比較して、制御能力は判定がきわめて困難です。しかも、原理的に人間の意思と行動の自由の問題に逢着しますので、責任能力論におけるアポリアの一つであり、未解決のままです。

　昭和58年の最高裁判決では「被告人の精神状態が刑法39条にいう心神喪失または心神耗弱に該当するかどうかは法律判断であって専ら裁判所に委ねられるべき問題であることはもとより、その前提となる生物学的、心理学的要素についても、法律判断との関係で究極的には裁判所の評価に委ねられるべき問題である」とされました。固い慣例（コンベンション）の時代は終わったと言うべきなのでしょうか。裁判所の判断が鑑定結果に違背し、被告人の利益に反する場合には、それを覆すに足るあらたな鑑定を要請すべきです。

　精神鑑定における精神分析的解釈は、疾病と非疾病の境界をあいまいに

し、裁判官の裁量権を著しく拡大し、可罰性を強めています。すなわち、従来であれば心神喪失であったものを心神耗弱に移行させることはできましたが、その一方で、従来であれば完全責任能力であったものを心神耗弱に移行させることはできていないのです。裁判官の自由心証主義を合理的にコントロールすべき鑑定が、本来の役割を放棄しているとも言えましょう。精神分析を含む力動論的な接近は、有罪認定の抑制原理もしくは情状原理として用いられて、はじめて意義があると考えるべきでしょう。いわんや罪状認否に精神分析的解釈を用いることは、厳に慎まねばなりません。

　司法精神鑑定が裁判の判断を誤らせ、冤罪に手を貸してきた歴史があります。最大の原因は、取調べ段階の自白調書が鑑定資料として使われることにあります。一度でも鑑定を手がけたことがあれば、調書は取調べ官の主観を通してみた陳述の要約筆記にすぎないことがわかります。そこには取調べ官の取捨選択が働いています。その事情は精神科医の書くカルテと似ています。鑑定人は事件当時の精神状態を説明するために、しばしばそれと矛盾する自白過程の解明まで求められることになります。被告人が犯行を否認している場合、原則的には精神鑑定を実施すべきではありません。
　そのほかにも、鑑定留置の乱用、鑑定事項や方法の逸脱は枚挙にいとまがありません。弘前大学医学部教授夫人殺人事件では、拘禁延長を目的に鑑定留置が悪用され、しかも真犯人探しに精神分析が誤用されました。鑑定事項の逸脱（帝銀事件）、違法収集鑑定資料の利用、麻酔分析・催眠分析による鑑定手法の逸脱（島田事件）等も報告されています。精神鑑定もまた刑事司法の陥穽から自由ではありえないということを認識すべきです。

　しばしば精神鑑定書に、結論を導くうえでは必要のない範囲のことがらまで平然と記載することが行われています。本人の生活歴や家族歴の記載が、鑑定をするうえではたして欠かせないものであるのか反省してみる必要があります。そのことと関連して、裁判が公開であるとはいえ、鑑定書

をつねに無条件で公開することは本当に許されることなのでしょうか。

　鑑定の場においても精神科医は、治療者としてふるまうべきであるとする主張があります。しかし、自らを病者の味方と規定し治療的導入の意義を強調することは、被鑑定人に精神鑑定の意味について重大な誤解を与える危険があります。鑑定とは、刑罰を与えるべきか、それとも治療の対象とすべきかを決めるために必要な診断のプロセスです。病気であれば、刑罰による非難から救い出し、適切な対応へと導く、あえて治療的意義を言うならば、そのような過程のなかにこそ存在すると言うのが妥当かもしれません。

　鑑定人の心のなかには、当然のことながら、市民の一人として、社会防衛の考えや被害者に対する同情心がわき起こります。そのことが科学者として中立であるべき鑑定人に干渉し、とりわけ心理学的要素の判断に影響を与える可能性があります。
　ノーマライゼーションを強く求める障害者が、一方において刑事責任を原則として負わないということは、市民感情の面からも問題があるという主張がなされていますが、いかにももっともらしい主張の陰に、過剰な社会防衛と責任追求の感情が潜んでいないかを吟味してみる必要があります。

第10章　精神鑑定批判　143

第11章
「心神喪失者等医療観察法」批判

●法案提出に至るまで

　「心神喪失者等医療観察法」（正式名称は「心神喪失等の状態で重大な他害行為を行った者の医療及び観察等に関する法律」）は「心神喪失等の状態で重大な他害行為を行った者に対し、適切な処遇を決定するための手続を定め、継続的かつ適切な医療ならびに必要な観察および指導を行い、病状の改善およびこれに伴う同様の行為の再発の防止を図り、社会復帰を促進する」ことを目的としています。

　本法案が提出されるに至った経緯はつぎのとおりです。

　1999（平成11）年の「精神保健福祉法」改正のおり、日精協は「特に触法精神障害者のなかでも、重大な犯罪（殺人、放火など）を犯したものは、一般の措置制度とは別にし、その対策を検討すること」を要望していました。

　要望を受けて、衆参両院は「重大な犯罪を犯した精神障害者の処遇のあり方については、幅広い観点から検討を行うこと」という付帯決議を行いました。

　決議に基づき、保岡法務大臣（当時）の下で、触法精神障害者問題に関する勉強会が開かれ、法務省と厚生労働省の協議がスタートしました。

　その矢先の2001（平成13）年6月に「大阪池田小学校児童殺傷事件」が起きたのです。

　小泉首相（当時）の指示の下、早速、自民党内に「心神喪失者等の触法及

び精神医療に関するプロジェクトチーム」が作られ、同年11月には報告書が完成し、2002（平成14）年3月に閣議決定され、5月の法案提出に至ったものです。

一部に「大阪池田小学校児童殺傷事件」が法案提出の出発点であるかのような報道がなされましたが、触法精神障害者問題を検討中にたまたま事件が発生したのです。

その後「大阪池田小学校児童殺傷事件」の犯人は、精神障害を否定され責任能力ありとして起訴されました。たとえ法が成立していたとしても対象にはならなかったことが判明したのです。

●再犯は予測できるか

法によれば、地方裁判所は厚生労働大臣が任命した精神科医（精神保健判定医）に「精神障害のために再び重大犯罪を犯すおそれの有無」について鑑定を命じると定められています。

再犯のおそれの鑑定は法の根幹をなす問題です。精神症状およびその悪化と犯罪行為とは基本的に独立した事象です。犯罪を構成する契機は極めて多様かつ重層的であり、個人の精神病理のみに還元できるものでもありません。

法によれば、精神科医は重大犯罪の再犯予測に関わり、再犯防止の役割を担うこととされていますが、病状の悪化から再犯を予測し判定することは基本的に不可能なことです。

学会の声明も「病状の『再発』の可能性と『再犯』のおそれとは直結するものではなく、両者は全く別次元のものであります。従って、高い蓋然性をもって将来にわたる『再犯』のおそれを見通すことは不可能です」と述べて、法案に反対の態度を表明しました。

これに対して、坂口厚生労働大臣（当時）は『オックスフォード精神医学

教科書』を引用して再犯の予測が可能であると反論しました。

しかしながら『オックスフォード精神医学教科書』には、たとえば「重症の精神障害者によって犯される殺人はきわめて稀なので、殺人を犯す患者を事前に予言しようとすれば、必然的に多くの患者を誤って危険であると判断することになる」「あらゆる患者が将来に暴力行為を犯すすべての可能性を摘みとろうとすることは、広範囲に強制力を行使することにつながり、精神医療従事者をますます監督的かつ管理的な役割へと追い込むことになるであろう」と記されているのです。

そのうえで、患者を監禁あるいは抑圧するのではなく、サポートを増やすこと、物質乱用に対処すること、精神障害者の処遇を改善すること、危機的状況に介入して緊張緩和を図ること、が推奨されているのです[1]。

『オックスフォード精神医学教科書』にも引用されているステッドマンは「精神衛生法改正国際フォーラム」(1987年) における講演で「精神医学、心理学、看護、ソーシャル・ワーク、私が訓練を受けた社会学の、どの専門をもってしても、将来の暴力的行為を正確に予知できるという科学的証拠は、簡単に言えばない、ということを示唆している」「多くの臨床家や政治家が危険性について心の中で単純に信じていることは、経験的研究によって支持されうるものではありません」と述べています[2]。

司法関係者のなかにも「(再犯のおそれの鑑定は)医学的判断とはいえず、法的評価というほかない。かつ、それは主観的評価であり、科学的根拠をもって正確性を担保しうるものではない」との声があります[3]。

一方で、精神障害者の措置入院に際して、精神科医 (精神保健指定医) は自傷他害のおそれを判定しているではないかとの反論が聞かれます。

措置入院の鑑定とは、直近の精神症状と自傷他害のおそれとの関連性を判断しているのであって、将来にわたる再犯の予測をしているのではありません。しかも、直近の判断ですら、精神科医同士の判定が一致せず、都道府県による判断の格差が指摘されて久しいのです。

● 精神障害者は危険か

　法案作成のために法務省法制局が提出した資料には、精神障害者の犯罪が「最近、特に増加しているわけではない」こと、「法務省において、犯罪を犯した精神障害者とそれ以外の者との再犯率を比較検討しているが、精神障害を持たない者と比較して、精神障害者の再犯率が高いとの調査結果は得られていない」ことが記されており、「精神障害者を危険な存在（犯罪予備群）と見ることは社会情勢からみて困難」であることが明記されているのです。

　2002（平成14）年6月7日の衆議院法務委員会で、古田刑事局長（当時）は「精神障害の影響のもとで行われたと考えられる事件数は、長期的に見ると減少傾向にある」と答弁しています。

　『犯罪白書平成13年版』によれば、約31万件の刑法犯検挙人員のうち、「精神障害者」によるものは711件、「精神障害の疑いのある者」は1,361件で、合わせても0.67％にとどまっています。「精神障害の疑いのある者」とは、精神科医が診断したわけではもちろんなく、警察官その他が判断したものです。有病率をおよそ2％とすれば、「精神障害の疑いのある者」まで含めても、一般人口の3分の1ないし4分の1です。

　殺人、放火等の重大犯罪については、相対的に高率ですが、それでも精神障害の有病率を下回っています。そもそも事件総数が少なく、個別性のほうが大きく、統計的処理になじまないという意見もあります4)。

　精神障害者による殺人、放火の80％以上は、親族を対象とした拡大自殺的なものであったり、自殺の手段としての自宅への放火です5)。

　法案の作成にあたり、イギリスの制度が参照されていますが、ロンドン大学精神医学研究所・司法精神医学部門主任教授のジョン・ガン氏は、先頃の日本精神保健政策研究会主催の講演（2002年2月2日）で「（イギリスの制度は）精神障害者を危険だと認めたものではない。精神障害者によっ

第11章　「心神喪失者等医療観察法」批判　147

て生命、身体を傷つけられる可能性は交通事故にあう危険の100分の1にすぎない」と述べています。

再犯率については、全体が30％であるのに対して「精神障害者等」では15％とされていますので、2分の1と低いことが分かります。

法案では、重大な他害行為をすでに行っていることが要件ですので、初犯を防ぐことはもちろん出来ません。『犯罪白書平成13年版』によれば、精神障害者による事件の84％は初犯です。そのことをもって本法の致命的欠陥であると指摘するむきもあります。

また、いくつかの資料によれば、精神障害者による犯罪のうち、未治療ないし初発時の犯罪は未知の不特定多数を対象としており、治療中断も含めた治療経過中ないし慢性例では圧倒的に家族や医療関係者が対象となっていることが示されています。

同年6月7日の衆議院法務委員会で、古田刑事局長（当時）も「重大な他害行為事案は、たとえば殺人で言えば親族に対するものが大変多いという実情」を述べており、初犯の防止策を問われて「端的に申し上げれば、やはり精神医療全体を改善していただいて、ボトムアップを図るしかない」と答弁しています。

治療中断を含む治療経過中ないし慢性例の犯罪は精神医療の不十分性を示しています。各種団体が精神医療の充実こそが急務であると主張する所以です。

●精神障害者は免責されているか

重大な犯罪を犯した精神障害者は、心神喪失または心神耗弱と判断されて、責任を問われないのは、被害者の感情からしても納得がいかないという声を耳にします。

精神障害者の不起訴率は平均すると54％ほどで、それ以外の人の不起訴

率は45％程度です。これでもって精神障害者だけが過大に免責されていると言えるでしょうか[5]。

わが国の刑事訴訟法は、いわゆる起訴便宜主義を採用し、検察官による公判前の先議・裁量を大幅に認めています。そのために、わが国の責任能力判断の舞台は、裁判所から検察庁に移ったと言われて久しくなります[6]。

簡易鑑定の実態はこれまで明らかにされてきませんでしたが、法務省は平成12年1年間に30人以上の簡易鑑定を実施した16の地方検察庁を対象にした調査の結果を公表しました（2002年7月12日付「朝日新聞」）。

それによりますと、年間100人を超す容疑者の鑑定を1人の精神科医に依頼していた地検があったと言います。

不起訴率が新潟では28％であるのに対して京都は95％と極端なばらつきのあることも判明しました。

簡易鑑定の杜撰さについてはかねてより指摘されていましたが、この調査はそのことを裏付ける結果となっています。

不起訴処分となり措置入院となった者は、自身の犯罪の有無を争う場を奪われ、しかも犯してもいない犯罪行為をもとに自傷他害のおそれが認定されてしまう危険性を排除できません[7]。

さらに、受刑者のなかには、精神障害のために自分が受けている刑の意味が理解できないまま執行されている人や、刑務所における精神医療がきわめて貧困である実態も数多く報告されています[8]。

このような司法・矯正の現状に含まれている矛盾について、法はまったく触れておらず、改善の方策が示されていません。

●社会復帰は可能か

法には、目的の一つに重大な犯罪を犯した精神障害者の治療と社会復帰の促進が謳われています。

第11章　「心神喪失者等医療観察法」批判　149

重装備の精神病院に収容することが想定されていますが、そこでいかなる治療が提供されているのかは不明です。今日の精神科治療の常識では、精神症状を消失させることは出来ても、犯罪傾向を矯正する治療法というものがとくに見いだされているわけではありません。

再犯のおそれがないことが確認されるまでは退院の許可が下りない規定になっていますので、精神科医は失敗をおそれて退院に対して消極的になるであろうことは明白です。

結局のところ社会の安全のために長期間収容されることになってしまうでしょう。ヨーロッパの保安施設は常に収容者であふれ、新しい施設を増設せざるをえない運命に直面しているとも報告されています。

特殊精神病院は、全国に2か所（当時）しかありませんので、退院が出来て地元の病院に強制通院を命令されても、治療者との関係はその都度寸断されてしまいます。

治療者との人間関係を抜きにして精神科の治療は成立しませんので、早晩通院が中断して、ふたたび特殊精神病院に逆戻りしてしまうことが危惧されています。

そのため保護観察所が強制通院をチェックするシステムになっていますが、保護観察所の現状からしてきめ細かなフォローが可能であるとは誰も信じていません。

精神障害に加え再犯者というスティグマを負わされた特殊精神病院からの退院者を、地域の共同作業所やグループホームの人びとが、偏見なく受け入れることができるでしょうか。

このように考えてくると、法では精神障害者の治療や社会復帰は二の次で、隔離収容だけがめざされているのではないかという疑念を払拭できないのです。

法によって精神病院のなかの「処遇困難患者」が一掃されて、精神病院の開放化が進展すると期待している精神医療関係者が一部にいます。

しかしながら、精神科医は再犯の予測ができる職業であると位置づけら

150　第2部　精神医療の変革運動

れ、開放化にともなうリスクについても責任を負うべき存在と考えられることになるでしょう。その時、精神科医は危険をおそれて萎縮してしまい、せっかく開きかけた扉を閉じてしまうことにはならないでしょうか。

　（「医療観察法」は成立し施行に移され、「医療観察法病棟」もつぎつぎに作られ既成事実が積み重ねられています。その後あらたな問題も指摘されていますが、ここでは法成立時の議論を思い起こすために、あえて当時のままの原稿を再録しました。）

コラム
3

「保安処分」論争

●保安処分制度とは

　現在の刑法が制定されたのは1907（明治40）年のことですが、制定後ま
もなくから改正の動きが起こっています。精神病院法が制定されたのと同
じ年の1919（大正8）年に、臨時法制審議会が設置され刑法改正の作業が
開始されました。1926（大正15）年に臨時法制審議会は「刑法改正ノ綱領」
を発表し、そのなかで「保安処分トシテ労働嫌忌者、酒精中毒者、精神障
碍者等ニ関スル規定ヲ設クルコト」と述べ、はじめて保安処分の新設が謳
われました。「改正刑法仮案」の各則ができあがったのは1940（昭和15）年
で、それには、監護処分、矯正処分、労作処分、予防処分の4処分からな
る保安処分がもりこまれました。この「改正刑法仮案」が第二次世界大戦
後の刑法改正作業の出発点となったのです。

　1956（昭和31）年、法務省内にもうけられた刑法改正準備会が、1961（昭
和36）年に「改正刑法準備草案」をまとめ、その後、法制審議会の刑事法
特別部会が1972（昭和47）年に「改正刑法草案（以下、草案）」を公表し、
保安処分として治療処分と禁絶処分の2種類を規定しました。

　治療処分とは、精神の障害により心神喪失または心神耗弱の状態にある
者が、禁固以上の刑にあたる行為をした場合、治療および看護をくわえな
ければ将来再び禁固以上の刑にあたる行為をするおそれがあると認められ
たときに特殊な施設に収容するというものです。

152 ｜ 第2部　精神医療の変革運動

禁絶処分とは、過度に飲酒しまたは麻薬、覚せい剤その他の薬物を使用する習癖のある者が、禁固以上の刑にあたる行為をした場合、その習癖を除かなければ将来再び禁固以上の刑にあたる行為をするおそれがあると認められたときに特殊な施設に収容するというものです。

●保安処分反対闘争

　学会の刑法改正問題委員会は1965（昭和40）年に、「刑法改正に関する意見書案」を公表し、危険な常習犯や労働嫌忌者に対する処分をも含む、草案よりも踏み込んだ保安処分を導入しようとしました。

　これに対して若手の精神科医を中心に反対論が広がり、1971（昭和46）年に学会は「保安処分制度新設に反対する意見書」を採択し、保安処分に反対する委員会を設置したのです。こうした学会の動きに呼応するかたちで、日弁連やマスコミ、市民を巻き込んだ広範な反対運動が展開され、保安処分の導入策動は頓挫したのです。

　反対のおもな理由は、犯罪白書のデータ等から精神障害者および酒精薬物嗜癖者に保安処分を課す理由は見当たらない、将来の危険性の予測は不可能である、精神障害とりわけ精神病質の診断や責任能力の判断基準にあいまいさがある、特殊な施設内での治療・教育は成立しがたいというものでした。

　その後、1981（昭和56）年に、対象罪種を放火・殺人・傷害・強姦・強制わいせつ・強盗に限定して、国立病院等に収容するとする「法務省刑事局案」が出されましたが、激しい反対に遭い日の目を見ずに終わっています。

●「重症措置患者専門治療病棟」論争

　1991（平成3）年、公衆衛生審議会は「処遇困難患者対策に関する中間意見」を発表し「重症措置患者専門治療病棟（以下、「重症措置病棟」）」の設置を提言しました。

　「重症措置病棟」の骨子は、①措置患者のうち重症患者を入院対象とする、②人口400万〜500万人に1つ、全国で20ヶ所程度設置する、③当面は全国3〜5ヶ所の国公立病院で試行する、④豊富なマンパワーを投入して集中的な治療を行なう、というものであり、平成4年度に3ヶ所分の予算が計上されました。

　これに対して学会は、①日本の精神病院の治療の貧困さ、処遇改善と開放化の遅れといった精神医療全体の問題点を「処遇困難患者」の問題であるかのように歪めて一面化している、②「処遇困難患者」と「暴力性」「他害性」の関連を強調し精神医療の治安的役割をことさら強調しようとしている、③「重症措置病棟」は「処遇困難患者」を地域医療から隔絶し、長期収容する保安処分の代替施設となる危惧が大きい、として反対の意思を表明しました。

　ところで「重症措置病棟」構想の基になったのは、1990（平成2）年に公表された厚生科学研究報告書「精神科医療領域における他害と処遇困難性に関する研究」です。報告書は全国の精神病院を対象に、入院中の処遇困難患者について行なったアンケート調査が中心になっています。結果、相当数の患者さんが長期の隔離室収容を余儀なくされている実態が判明しました。そのうえで処遇困難をもたらしている患者側要因として「暴力行為」「犯罪歴」「人格要因」の3要素が抽出されたというのです。

　この報告書に対して学会は、①いわゆる「犯罪性」精神障害者と精神病院での治療や処遇が困難とみなされる「処遇困難例」という異なる2つの概念を混同している、②処遇困難の判断を治療者の主観的な印象にまかせ、処

154　第2部　精神医療の変革運動

遇を困難にしている治療者側の要因を客観的に分析していない、③処遇困難である原因について、劣悪な生活環境や差別・偏見といった社会的要因を検討することなく、患者個人の要因にのみ還元している、④処遇困難患者を犯罪可能性の強い危険患者とみなし一般の精神医療から排除し、特殊な治安対策の対象としていく方向に道を開いている、として批判しました。

　報告書は、触法精神障害者の処遇の問題と、精神病院で治療や処遇が困難で、結果として隔離室に長期収容せざるをえない患者さんの問題とを区別しないで論じているところに最大の欠陥があったのです。

　また、調査の対象となった「処遇困難患者」の大多数が措置患者ではなかったにもかかわらず、「重症措置患者」を対象とする「重症措置病棟」という政策が打ち出されたという点でも首尾一貫性を欠くものであったために、厳しい批判と反対に遭い「重症措置病棟」は実現を見ずに終わりました。

●「医療観察法」論争

　1999（平成11）年の精神保健福祉法改正のおりに「重大犯罪を犯した精神障害者の処遇のあり方」の検討が国会で付帯決議されたことを受けて、2000（平成12）年に法務省と厚生省による合同検討会が発足しました。

　そのさなかに「大阪池田小学校児童殺傷事件」が発生し、「精神障害者による凶悪事件」の防止という世論が形成され、時の総理大臣の発言も加わって、触法精神障害者に対する治安対策問題が一挙に噴出したのです。

　2002（平成14）年には「医療観察法」案が国会に上程され、各方面からの反対にもかかわらず、2003（平成15）年に成立し、2005（平成17）年7月から施行されました。

　「医療観察法」については、法案の段階から学会をはじめ日弁連や各種の精神保健福祉関係団体から疑義や反対が表明されましたが、日精協だけが積極的な賛成にまわり、法の成立促進のため裏で与党に政治献金をしてい

たことが発覚しました。

　反対のおもな理由は、①再犯防止のための身柄の拘束を精神障害者にかぎって認めることは人権侵害にあたる、②再犯の危険性の予測を科学的な根拠に基づいて行なうことは不可能である、③「犯罪性」を矯正する有効な治療手段が確立しているわけではない、④特殊な環境下での治療者－患者関係はいびつなものにならざるをえない、⑤起訴前鑑定の不適切な運用は放置されたままである、⑥精神科医療全体の質的向上にはつながらない、とするものでした。

●論争を振り返って

　「医療観察法」の本質は保安処分制度に盛り込まれていた治療処分案、なかんずく「法務省刑事局案」にほかなりません。本来は法制審議会で導入が検討されるべき法制度が、与党のプロジェクトチームおよび厚労省の担当者によって立案されるという変則的な経過をたどりました。また、司法と精神医療とが手を携えて解決を図るべき触法精神障害者への対応が、精神医療へと丸投げされることにもなりました。そして従来から指摘されてきた司法と精神医療との橋渡しの不正常さは解決されないままです。

　司法領域で解決されるべき課題まで精神医療が引き受けることになった転回点は「処遇困難患者」論争と「重症措置病棟」構想にありました。保安処分反対運動で中心的な役割を果たした精神科医たちが「処遇困難患者」対策の推進役となり、「重症措置病棟」を批判した精神科医たちが「医療観察法」の実質的な担い手へと転身した事実は歴史に深く刻まれることでしょう。

第3部

ケアの精神医学

第12章
脆弱性に応答する責務
●デイケアの課題と期待するもの

●はじめに
── 地域ケアとしてのデイケア

　精神科デイケア（以下、デイケア）は精神に障害のあるひとの社会参加と
地域生活を支える重要な活動として、わが国の精神科医療に広く定着して
久しくなります。しかし、精神科の入院医療から地域医療への転換に果た
すデイケアの力は残念ながら限定的であることも明白になってきました。

　他方で、精神に障害のあるひとを地域で支える方策が多様化するなかで
デイケアの意義があらためて問われる時代にもなっています。

　そもそもデイケアはリハビリテーションをめざす地域ケアのなかに位置
付けられるべきであり、地域との開かれた関係性が不可欠です。

　また、デイケアがパターナリズムに陥り、利用者の生活を管理すること
があっては、デイケア本来の意義が失われかねません。最近、パターナリ
ズムが行き過ぎて、利用者の囲い込みが行われ、ケアの倫理に悖るとして
指弾を受ける施設まで出来しています。

　地域リハビリテーションをめざすデイケアの工夫とパターナリズムを克
服するケアの方法についてはすでに別著で述べました[1]。

　本章ではデイケアの根幹に据えられるべきケアの倫理について小論を試
みたいと思います。デイケアは広義のケアに包含されるとともにかなりの
部分が医療とも重なり合います（図12-1）。

　21世紀がケアの時代と言われるゆえんについては、いくつかの要因が指

158　第3部　ケアの精神医学

摘されています。第1に超高齢社会の到来により介護が誰にとっても身近で深刻な課題になりつつあることが挙げられます。第2にフェミニズム思想の拡がりによって、家庭内で無償で女性に押しつけられていた介護労働が社会化したことによりケアの可視化が起こりました。第3に、新自由主義への対抗原理として、本来人間は脆弱な存在であることの認識が共有されつつあることが挙げられます。第4に阪神淡路大震災、地下鉄サリン事件、東日本大震災等々うち続く災害後の心のケアが注目を浴びるようになりました。

図12-1　デイケアとケアの関係

その結果、「医療・福祉を含めて『ケア』ということが、これまで経済社会のいわば『マージナル（周辺的）』な場所にあったのが、よくも悪くも急速に経済社会の『中心』部にシフトしている」[2] と言われる現状に至っています。

ケアとは何かをめぐっては、哲学、倫理学、社会学、心理学の立場から種々論じられており、百家争鳴の観がなきにしもあらずですが、ここでは精神医学的なケア論の可能性を探りながら各々の素描を試みたいと思います。

●ケアの哲学
──自己実現としてのケア

メイヤロフ[3]はケアの本質について「一人の人格をケアするとは、最も深い意味で、その人が成長すること、自己実現することを助けることである」と述べています。

「相手が成長し、自己実現することを助けることとしてのケアは、ひとつの過程であり、展開を内にはらみつつ人に関与するあり方であり」、相互信頼と関係の深まりを通して、時とともに成長するものであるとされて

第12章　脆弱性に応答する責務　159

います。

　そのうえで、ケアの主要な要素として、①知識、②リズムを変えること、③忍耐、④正直、⑤信頼、⑥謙遜、⑦希望、⑧勇気、の8項目が挙げられています。

　誰かをケアするためには、多くのことを知る必要があり（①）、過去の経験から学び、援助行動を修正し（②）、忍耐によって相手にそった方法で相手を成長させることができ（③）、自分がしていることがそのひとの成長の助けになっているか、妨げになっているかを確認し（④）、相手を信頼する一方、ケアにたずさわる自分自身の能力も信頼しなければなりません（⑤）。ケアは相手の成長に対応していくものなので、ケアされているひとから学ぶことをも意味し（⑥）、ケアを通して相手が成長していくという希望があり（⑦）、相手が成長していくことと自分のケアする能力を信頼することの2つが、勇気を与えてくれます（⑧）。

　メイヤロフは、ケアの特質として、つぎの7点を指摘しています。

（1）相手をケアすることによって、自己を実現する結果になる（ケアを通しての自己実現）。

（2）ケアにおいては、成果よりも過程が第一義的に重要である（過程の第一義的重要性）。

（3）ケアしようとするならば、その相手にふさわしい能力がなければならないし、相手もまたケアを受容できる状態でなければならない（ケアする能力とケアを受容する能力）。

（4）ケアは連続性を前提としている（ケアの対象が変わらないこと）。

（5）良心ゆえに相手に対して責任を持つ者に立ち返ることができる（ケアにおける自責感）。

（6）ケアは相互関係であり、お互いが相手に対してケアをするのである（ケアの相互性）。

（7）病的な依存関係をケアと考えたり、悪意ある操作的なやり方や過保護もケアの一種であるかのごとく考えることは誤りであり、ケアの

枠外のものである（ケアであるといえる範囲）。

「成人をケアする際には、私は彼に代って決断することをできるだけ避ける。私は情報を与え、他の方法を暗示したり、起こり得る結末を指摘したりして、彼が自分で決断するのを助けるが、その際でも、この決断は彼が下すべき決断であり、断じて私が下すべきではないことをわきまえている」と述べて、メイヤロフはパターナリズムを明確に否定し、インフォームドチョイスを推奨しています。

メイヤロフは「ケアすることのほとんどすべての特性——専心、信頼、忍耐、謙遜、正直、そして過程の第一義性は、そのまま自分自身をケアすることにも当てはまる」として、他者をケアすることが、畢竟するに自分をケアすることであると指摘しています。

●ケアの倫理
—— ネオリベラリズム批判

哲学者のブルジェール[4]は『ケアの倫理』のなかでつぎのように述べています。

ケアの倫理は、ジェンダーの不平等に関係しており、「『ケア』の倫理は、家父長制の、男性中心の権力が課した多数派の道徳を理想とするのを止めようと提案」しているのであり、「他者への配慮を、女性の自然な徳とし、そこから愛の倫理を引き出し、規範とみなすことは間違いだ」と指摘しています。

ケアの倫理は、フェミニストの倫理であり、「『ケア』は、親密性、感情、近接性と結びつけられてきた。それは、女性の自然なありかたとされ、労働として承認されることはなかった」のであり、「ネオ保守主義は、個人の責任の領域を拡大し、連帯、相互援助、社会的絆による援助を導入する試みに対立する」と言っています。

ケアの倫理は、共に生きることに関わっていて、個人に責任を転嫁しな

いような、市場原理とは異なる道徳を主張するものです。

「『配慮する』ことは倫理である。それは、市場社会における業績能力と消費の享受とからのみ考えるイデオロギーに対して抗議する倫理」であり、ケアの倫理は根本的に民主主義であり、多元主義的であって、市場社会におけるジェンダーの二元性と序列に対して抵抗するものであるとブルジェールは主張しています。

ケアの倫理は、弱さと依存を配慮するところから出発します。人間は本来的に弱く、依存を免れず、関係性と相互依存とを必要としています。

「『ケア』の倫理は、弱さについての新たな人類学的概念を示唆する。人間の生命への配慮は、根本的な脆弱性の承認である」「弱さに確固とした正当性を付与する存在論を、どのように考えたらよいのか？　それが『ケア』の倫理の中心問題となる」としています。

そのうえでブルジェールは「『配慮する』ことは、この世界に棲む、すべての生命、すべての存在への関心である。このような『ケア』の広義の定義は、『ケア』を人間の生命の中心的な活動であると位置づける」「ネオリベラリズムは、人間を、その身体、精神まで商品化し、個人の自律性を業績によって理解し、公共政策を会計管理と競争の促進とによってのみ定義しようとする」と述べ、依存しない自律した合理的な個人という虚構のうえに成立しているネオリベラリズムの政策を批判しています。

森村は『ケアの倫理』[5]のなかで「〈ケア〉とは〈他者〉が〈私〉に対して呼びかけ、私たちは〈ケア〉によって、その呼びかけに応えるという『責任＝応答可能性（responsibility）』をはらんだ行為であり、関係性である」と述べて、弱さへの応答の義務について言及しています。

●ケアの社会学
── 人権的アプローチ

上野は『ケアの社会学』[6]のなかで、ケアの概念を「ケアする者とケアさ

れる者とのあいだの『相互行為』であって、複数の行為者の『あいだ』に発生する」ことがらであると定義しています。

上野によれば、ケアはそれ自体でつねに「よきもの」とはかぎらず、過度のケア、不適切なケア、ケアされる者が望まないケアは、抑圧や強制になりうるとしています。

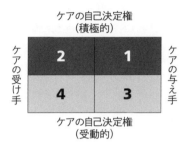

図12-2　ケアの人権の四元モデル

ケアの社会学は、「どのような文脈のもとであればケアは『よきもの』や『のぞましい人間関係』となり、どのような文脈のもとであれば『抑圧』や『強制』となるか、を腑分けするためのもの」とされています。

「ケアは与え手と受け手の相互行為とはいえ、決して互酬的でも対等な交換でもない。互酬性を持たない交換は、その与え手と受け手とのあいだに債権・債務関係を発生させる。その結果、社会的にはケアの与え手よりも受け手のほうが弱者となる」と、ケアの非対称性を上野は指摘しています。

彼女によれば、ケアの人権は、①ケアする権利、②ケアされる権利、③ケアすることを強制されない権利、④ケアされることを強制されない権利、の4つの権利の集合と見なされ、ケアの人権アプローチの四元モデル（図12-2）が提案されています。

ニーズの帰属先を当事者と呼び、そのニーズへの主体化が成り立つことを当事者主権と上野は呼んでいます。

「人権のなかでももっとも基本的な人権は、たんに『生命と財産を守る』という消極的な権利だけではなく、『自己決定権』、自分の運命を自分で決定する自由である。」

「主権」という強い用語を当てたのは、「他者に譲渡することのできない至高の権利」という意味内容から来ていると上野は述べています。そして「人権の拡張によって得られた『ケアの権利』は、この当事者主権にもとづ

第12章　脆弱性に応答する責務　163

いていなければならない」ことを強調しています。

さらに「『当事者主権』とは何よりも社会的弱者を権利の主体として定位するために、必要とされた概念」であるとも述べています。

従来、そのような視点が欠落していたのは、ケアされることが恩恵であり、しかも選択肢が著しくかぎられていた時代には、「ケアされる側」の経験が言語化されずに来たからであると上野は指摘しています。

また別の論文で「ケアする人々は、ケアされる人々の『当事者能力（自分で自分について判断し、決定する能力）』を否認し、奪ってきたからである。誰にも依存しないことを『自立』と定義するこの社会では、他人のケアに依存しなければならない状態に陥ったとたんに、その人の自己決定能力は否定される」[7]と彼女は述べています。

●ケアの心理学
—— ケアの動機づけと役割

渡辺[8]は「相手が成長することを助ける」ことがケアの本質であり、「さまざまな対象に対してケアの気持ちを持つ」ことが、自分の心をケアすることにつながると述べています。

そして、対象の成長を願うということは、「対象が主体性を持って生きていけるようになる」ことであるとしています。

ケアの動機づけには、生物的・遺伝的に人類に備わった利他的本能に由来する生物学的な動機づけに加え、他人への同情・共感などから発生する心理的動機づけがあると言っています。

愛他主義は、自分を犠牲にして他人のために尽くす心理として知られていますが、「愛他主義には自分と対象の同一視が働いています。同一視した対象が喜びを感じると自分も喜びを感じます。同一視した対象が欲求を充足するのを妨げられると、自分のことのように不満を感じて、妨害しているものに攻撃的になる」と渡辺は述べています。

また、ケアの動機づけに大きく影響するものに役割があります。ケアの役割とケアの状況の組み合わせを渡辺はつぎの4つに整理しています。

　第1の組み合わせは、「自分がケアの担い手であることを認め、ケアの状況を把握している場合」です。

　第2は、「自分がケアの担い手と認めているが、ケアの状況を把握していない場合」です。ケアするひとの行動とケアのニーズに不一致が生じます。

　第3は、「ケアの状況を把握しているが、自分がケアの担い手と自覚しない場合」です。

　第4は、「ケアの状況を把握せず、自分をケアの担い手と認めない場合」です。

　ケアするひとの行動とケアのニーズが一致し、ケアを受けるひとが満足し、ケアに感謝する気持ちを示せば、ケアするひとの自尊感情は高まります。自尊感情の高まりがさらにつぎのケアの動機づけにもなっていきます。

　さらに、ケアが人格に与える影響について、渡辺は、(1) 自己感覚の拡大、(2) 情緒的つながりの深化、(3) 感情の受容とコントロール力の向上、(4) 現実検討能力の向上、(5) 自己把握の能力の向上、(6) 人生哲学の獲得、の6点を挙げています。それぞれは以下のように説明されています。

　第1に、ケアを受けるひとの世界を知り、ケアに関する知識を学ぶことで自己感覚が拡大します。

　第2に、ケアの場面では、深い情緒的交流が生じます。

　第3に、ケアするひとは、湧きあがるさまざまな感情 (怒り、恐れ、不安、恐怖、負担感) などを心の中に収め、毎日のケアを遂行していかねばなりません。ケアは、感情を受容しコントロールする力をもたらしてくれます。

　第4に、ケアは現実に起きていることを正確に把握し、問題解決の方法を選択する能力を向上させる訓練の場と言えます。

　第5に、ケアは、ケアの対象に向き合うと同時に自分自身に向き合う行為です。自己把握の能力が高いひとほどケアを上手に行うことができるし、他者との協力関係も築くことができます。

第12章　脆弱性に応答する責務　165

第6に、ケアに専心するひとは、何らかの人生哲学を獲得していきます。

現実のケア場面では、①負担感、②被害感、③不安、④無力感、⑤怒り、⑥罪悪感、などのさまざまな否定的感情が湧きおこります。否定的感情に対処する方策として、渡辺は「休養」「コミュニケーションを図り、情報を集め、現実を知ること」「振り返り」「気分転換」などを推奨しています。

ケアを受けるひとの心理を理解するには「対象喪失と悲哀の仕事」への理解が重要になります。「ケアを受けるという行為が自己イメージを傷つけるために羞恥心を体験します。ケアを受けることは、依存的な自分、弱い自分に直面することになります。時として、ケアは羞恥心を経験する辛い行為となってしまいます。」

「ケアの受け手の依存心にケアする人が上手に応答すれば、そこには円滑な人間関係が生まれます。暖かい情緒的交流がなされ、その雰囲気のなかでケアの受け手は生きる価値を見いだします。ケアを受ける人が、心理的に自立した社会生活を送っていくためには、『適度の依存心』がケアする人との交流において満たされることが大切」であると渡辺は述べています。

●おわりに
── ケアの精神医学への展望

デイケアの基底に存在するケアの意味について、哲学、倫理学、社会学、心理学のそれぞれの代表的な見方を駆け足でたどって来ました。

デイケアは精神に障害のあるひとに、自分を取り戻せる時間および居場所を提供するひとつの治療法です。快復には緩やかな時間を必要とする場合があり、その際には見守り待つことがケアの要諦になります。クラインマン[9]は「良くなってもらいたいと願いながらそこにともに在る」こと（現前性）の重要性を説いています。

その場が心の居場所たりえているか否かを見直す観点として、高畠[10]は①安心できる場、②一人でいてもいい場、③仲間から受け入れられる場、

④自己肯定感（自尊感情）を熟成できる場、⑤本来の自分らしさ（本来感）が発揮できる場、の5点を挙げています。

ひとは誰しも傷つきやすく脆弱な存在ですから、互いに弱さを承認し合い、ケアの与え手も受け手も相互に依存し合いながら自己実現を図っていくのがケアの意味と思われます。

ケアを受ける側が、人間としての尊厳と引き換えでなければ、ケアを受けることができないとしたら、それは人権の侵害と言わざるをえません。

また、障害の受容が前提にないかぎりリハビリテーションはそもそもあり得ないとする通説は再検討の余地があります。

ケアの前提として、精神に障害のあるひとが自らの障害を認識し、受容することがはたして可能なのでしょうか。よく言われる病識の欠如とは、一方的に本人にのみ帰せられる属性ではなく、状況依存的で関係性を反映しているのではないでしょうか。

私たちは、対象者と関わるときに、ともすると能力主義的な社会の価値観に囚われてしまい、「障害の受容」がリハビリテーションの原点と考えがちですが、もう一度「障害の受容」の意味を再考してみる必要がありそうです[11]。

田島[12] は、①完全に「障害受容」することなどできない、②専門家・支援者は「障害受容」は対象者に絶対に押し付けるな、③専門家・支援者は「障害受容」を求めるのではなく、サービスの選択肢の少なさや障害に対する負の烙印を問題視すべきである、④「障害受容できていない」と思わせるひとは「孤立した状態にいる」と捉え、行為レベルで一歩でも踏み出し、そのひとにとって希望の感じられる仲間やそのひとにとっての目前の課題をクリアできる支援につながるよう働きかけよう、と呼びかけています。

対象者をケアの名のもとに支配するパターナリズムを排し、人間の尊厳に対する顧慮と障害受容の考え方の再検討を土台に、狭い意味でのケアの倫理を超える、全人間的なケアとしての精神医学的なケア論の展望が拓けてくるものと思われます。

> **コラム**
> **4**

「デイケア」論争

●デイケアの発展

　デイケアは精神障害者の社会参加と地域生活を支える重要な拠点として位置づけられ、わが国でもすでに40年の歴史を閲しています。数的には、年々増加の一途をたどっており、2005（平成17）年の630調査の時点で、全国1,300箇所を数え、旧障害者プランの数値目標を優に達成しています。また、質的な面では、精神障害者のリハビリテーションに関連する学会・研究会で、デイケアに関わる多職種の人びとの実践の知が蓄積されつつあります。いまから20年以上前には、専門の学会（日本デイケア学会）も設立され、今日にいたっています。

　この間デイケアをめぐって討論されてきたテーマは、地域ケアに果たすデイケアの役割、精神科リハビリテーションの一技法としてのデイケアの有効性、多職種によるチームワークの意義、デイケアの機能分化、プログラムの工夫など、じつに多岐にわたっています。

　なかでも、デイケアが訓練の場であるのか居場所であるのか、医療なのか福祉なのか、という論争に関しては、それぞれの主張が拮抗していて決着をみていません。

　一方で、デイケアの倫理的側面についてはあまり取りあげられることも議論されることもなく経過してきました。日本デイケア学会第4回年次大会において「デイケアの倫理」がはじめて話題になり、討論の端緒が切り

168　第3部　ケアの精神医学

開かれましたが、さまざまな理由から沙汰やみになって現在にいたっています。近年、医療の倫理やケアの倫理が大きく取りあげられている状況と比較すると、デイケアの倫理的側面についての議論が遅れているのではないでしょうか。

そこで、デイケアの倫理をめぐる論争を取りあげてみたいと思います。

●デイケアに対する行政指導

日本デイケア学会が実施した全国アンケート調査によれば、行政指導に地域差のあることが明らかになりました。自治体によっては、つぎのような規制が実施されていたのです。

(1) 1日6時間以上の実施時間の厳守。通所者が遅刻や早退をした場合は医療費の返還。昼休みも職員が同席しなければ6時間に含めない。
(2) 施設外活動は週1回に制限。
(3) デイケア専任医師が欠席の場合、また専従職員が1名でも欠ければ保険請求不可。
(4) デイケアで収益の出る活動 (たとえば喫茶、バザーなど) は認めない。
(5) 職員の関与しない自由活動は認めない。

また、日本デイケア学会第4回大会の席上、厚生労働省の担当課長は、一部にマンネリ化した「デイケア漬け」ともいうべき実態があることを指摘し、「社会保険診療報酬でいうところの精神科デイケアは、治療計画に基づいて、患者ごとに治療目的、治療内容、治療期間、治療評価というものがきちんとなされなければならない」ことを強調しました。そのうえで、(1) 再診のないデイケア料算定は認めない、(2) 1週間に5日以内に回数制限をする、(3) 通所期限を設け、1年を過ぎたら点数を低くする、などの意向を表明しました。

この発言はさまざまな波紋を呼ぶことになりました。

厚生労働省の動きと都道府県の行政指導の実情を受けて、日本デイケア学会は、2000（平成12）年5月「施設基準と倫理委員会」を発足させました。

　委員会のスタート時点で確認された検討項目は2つです。(1) 現在、各都道府県でかなり異なる基準による指導がなされているが、どのような施設基準でデイケアを行うのが適切か。また、デイケア専従スタッフはどの程度が適当か。(2) デイケア施設数の増加に伴い、なかには倫理的に逸脱している施設があるとの話もあるが、いかなる問題が生じているのか。また倫理基準は必要か、作るとしたら何をとりあげていくべきか、例えば利益優先に対する歯止めはどうするか。

　そのため学会員を対象にしたアンケート調査が計画されましたが、一部の委員から強い反対があり、委員会としては路線変更を迫られ機能を停止してしまったのです。

●倫理とは何か

　前記「施設基準と倫理委員会」発足の際に「倫理的な逸脱」ということが話題に上りましたが、倫理の中身については特段の議論がありませんでした。そこで言挙げされたのは利益優先ということだけでした。

　ところで、倫理という言葉は、一般に、それを逸脱すると人間社会の秩序を乱すことになるとして非難もしくは処罰され、また理想的に合致すると賞賛もしくは顕彰される根拠となる道理、または原則のことを指すと定義されています。

　医療倫理の分野では、4原則が良く知られています。

　第1の、自律尊重の原則は、自律的な患者さんの意思決定（自己決定）を尊重せよというものです。患者さんの自律を尊重するということは、単に患者さんに決定の自由を与えるだけでなく、必要ならば患者さんの自己決定を助けることも含まれます。十分な判断能力を備えた患者さんのQOL

は、当人が判断すべきなのは当然ですが、十分な判断能力が備わっていない患者さんのQOLを、他人が判定してよいかどうかについては、賛否両論があります。自律尊重の原則は、パターナリズム的な倫理への反動として発展してきました。

　第2の無危害の原則は、患者さんに危害を加えてはならないということです。無危害の原則が支持する道徳規則には、1) 殺すな、2) 苦痛や苦悩を引き起こすな、3) 能力を奪うな、4) 不快を引き起こすな、5) 他人の人生から良いものを奪うな、といったものが含まれています。無危害の原則は「ヒポクラテスの誓い」に代表される医師の倫理に関する古くからの命題に対応しています。

　第3の慈恵の原則は患者さんの利益（健康と幸福）を促進することを指し、善行原則とも言われています。善行の責務には、何らかの制限が必要であるという主張があります。なぜなら、無制限の善行の責務を課せば、人間の能力を超えた過大な要求をされることになるだけでなく、一人ひとりに対する責務を十分に果たせなくなる恐れがあるからです。また、無制限の善行は、それを受ける人を他人の善行に依存させることになったり、その自尊心を傷つけたりする恐れがあるとも考えられています。個々の事例で善行と自律とをどう調和させるかというテーマは、簡単には結論を出すことができません。

　第4の原則は正義です。正義とは、根拠のない差別をなくし、患者さんを公平に扱うことを意味しています。性や人種、性嗜好や裕福さの要素を度外視するというのが、正義にかなった態度です。正義の原則が最低限要求しているのは、誰もが医療の恩恵を平等に受けられるべきだということです。

　医療の4原則は常に対立の可能性をはらんでいます。もっとも代表的な例は、パターナリズムです。パターナリズムは、自律尊重原則と善行原則・無危害原則の対立を含んでいます。

●デイケアの倫理を考える

　デイケアの倫理は精神科リハビリテーションの倫理のなかに位置づけられて論じられる必要があります。

　精神科リハビリテーションは長らく続いた精神医学の悪用に対する反省から生まれました。精神科リハビリテーション誕生の背景には、第二次大戦後の精神医療の構造的な転換がありました。施設症研究、オープンドアシステム、コミュニティケアの試みは、いずれも収容所的な精神病院に対する批判のなかから登場したものです。

　デイケアはそうした動きと連動する形で、閉鎖的・収容所的な精神病院に対する批判から誕生しました。したがって、デイケアは、リハビリテーションをめざすコミュニティケアのなかに位置づけられるべきです。デイケアはインスティテューショナリズム（施設症）および地域社会の偏見に対する闘いを内包した運動でなければなりません。

　そうした観点からデイケアの現状を振り返って見るとき、デイケアの機能評価が行われないまま、自己完結的に運営されている実態が目に付くと言わざるをえません。

(1) デイケアが施設内完結幻想に陥っていないであろうか

　デイケアが利用者を待ち受けるばかりで、アウトリーチサービスを展開せず、デイケア内の活動によってのみリハビリテーションを図ろうとする傾向はないでしょうか。その結果、デイケアへの囲い込みや画一的な集団プログラムが漫然とくり返されてはいないでしょうか。

(2) デイケアが精神障害者の生活の規制を行っていないであろうか

　精神病院と同質の生活の規制がデイケアに持ち込まれ、利用者の主体性を損ない、生活を奪い、自立を阻害していないでしょうか。

(3) 多職種によるケアチームが形成されているであろうか

　デイケアは、多職種によるチームでリハビリテーションをめざす治療です。その利点が生かされ、そのメリットが利用者に還元されているでしょうか。

　デイケアの倫理を考える場合、デイケアの施設基準や診療報酬問題に議論を矮小化すべきではありません。デイケア本来の姿に立ち返った論争をこそ展開すべきなのです。その際に参照されるべきは、医療の倫理であり、リハビリテーションの倫理なのです。

引用文献

第1章

1) 浅野弘毅：精神医療論争史——わが国における「社会復帰論争」批判——．批評社，2000．

2) 小林八郎：日本における精神障害者の社会復帰の現状．精神経誌，64; 903-913，1962．

3) 西尾忠介，加藤雄司：社会復帰の問題に関連してながめた緊急救護施設．精神経誌，64; 928-933，1962．

4) 寺嶋正吾：精神医療の現状と「中間施設」．精神経誌，74; 231-250，1972．

5) 菱山珠夫：精神医療の現状と「中間施設」．精神経誌，74; 250-254，1972．

6) 加藤伸勝：精神医療の現状と「中間施設」．精神経誌，74; 254-259，1972．

7) 佐々木勇之進：リハビリテーションに関する2, 3の問題点．精神経誌，81; 696-701，1979．

8) 蜂矢英彦：社会復帰医療施設の現場から．精神経誌，81; 701-708，1979．

9) 小澤勲：「精神衛生社会生活適応施設」（厚生省案）の批判的検討．精神経誌，81; 709-725，1979．

10) 寺嶋正吾：「精神衛生社会生活適応施設」（厚生省案）についてのいくつかの疑義．精神経誌，81; 725-730，1979．

11) 蜂矢英彦：精神障害の医療と福祉．ぜんかれん，129・130（合併号）; 29-35，1978．

12) 仙波恒雄：[精神福祉] の諸問題．社会精神医学，3; 113-119，1980．

13) 田村健二：精神障害者福祉の理念と現状．田村健二，坪上宏，浜田晋，岡上和雄編　精神障害者福祉，pp3-32，相川書房，1982．

14) 岩田泰夫：精神障害者の現状とソーシャルワーク実践の役割と課題．現代の障害者福祉，pp165-198（定藤丈弘，佐藤久夫，北野誠一編）．有斐閣，1996．

15) 櫻田淳：「福祉」の呪縛．日本経済新聞社，1997．

16) 佐藤幹夫：ハンディキャップ論．洋泉社，2003．

17) 浅野弘毅：戦後精神医療論争を踏まえた精神保健福祉の現在．病・地域精医，46; 361-366，2003．

第2章

1) 日本精神医学ソーシャル・ワーカー協会編：これからの精神保健福祉——精神保健福祉士ガイドブック．へるす出版，1997．

2) 日本精神保健福祉士協会事業部出版企画委員会編：日本精神保健福祉士協会40年史．

へるす出版，2004.

3) 井上正吾，柏木昭ほか：精神科医療体系におけるソーシャル・ワーカーの役割．精神経誌，68; 283-292，1966.

4) 高橋一，進藤義夫ほか：これからの精神保健福祉．精神経誌，105; 882-897，2003.

5) 佐藤光源，辻丸秀策ほか：精神医療と精神保健福祉の現状と問題——おもに教育の視点から——．精神経誌，108; 819-845，2006.

第3章

1) 関根真一：まえがき．病院精神医学，1; 1，1958.

2) 岡田敬蔵：第100号記念誌に寄せて．病・地域精医，100; 3-4，1990.

3) 伊藤正雄：開放病棟の管理と地域社会との関係．病院精神医学，2; 101-106，1958.

4) 寺嶋正吾，鶴田六次，多良清実，他：国立肥前療養所で開放制度を始めた当時の事など——故伊藤正雄先生を偲んで——（座談会）．病・地域精医，100; 69-83，1990.

5) 寺嶋正吾，伊藤正雄，浅野誠，他：精神病院の開放性とはなんであったのか——伊藤正雄先生（元国立肥前療養所長）に聞く——（座談会）．精神医療，5; 52-64，1976.

6) 浅野弘毅：精神医療論争史——わが国における「社会復帰論争」批判——．批評社，2000.

7) 浅野弘毅：病院医療をあらためて検証する——特集にあたって——．病・地域精医，138; 381-384，1999.

8) 稲地聖一，浦野シマ，岡田敬蔵，他：本学会の歩んできた道、進む道．病・地域精医，100; 8-33，1990.

9) 広田伊蘇夫：会則の改正について．病院精神医学，74; 76，1983.

10) 山口成良，森温理，西園昌久，他：学会の100年そしてこれから（座談会）．日本精神神経学会百年史（日本精神神経学会百年史編集委員会編集）所収，医学書院出版サービス，pp556-580，2003.

11) 赤井和子：病院外での精神障害者への働きかけについて．病院精神医学，53; 5-8，1978.

12) 相澤宏邦：第21回総会をふり返って．病院精神医学，52; 3-4，1978.

13) 白澤英勝：第21回総会をふり返って．病院精神医学，55; 75-80，1979.

14) 東京地業研：地域精神医学会のあゆみ．第4回地域精神医学会再建準備会報告集所収，地域精神医学会再建準備会，pp55-61，1975.

15) 地域精神医学会再建準備会事務局：地域精神医学会再建準備会の経過．第4回地域精神医学会再建準備会報告集所収，地域精神医学会再建準備会，pp62-64，1975.

16) 藤澤敏雄：地域精神医療とは何であったかⅠ．精神医療，12 (4); 9-12，1983.

17) 寺嶋正吾：地域精神医学の回顧的展望——地域精神医学会の再建に向けて——．精神医療，5 (1); 25-34，1976.

18) 島成郎：精神医療のひとつの試み. 批評社, 1982.
19) 浅野弘毅：社会復帰論争. 日本精神神経学会百年史（日本精神神経学会百年史編集委員会編集）所収, 医学書院出版サービス, pp639-640, 2003.
20) 櫻田淳：「福祉」の呪縛. 日本経済新聞社, 1997.
21) 小浜逸郎：「弱者」とはだれか. PHP研究所, 1999.
22) 佐藤幹夫：ハンディキャップ論. 洋泉社, 2003.
23) 中西正司, 上野千鶴子：当事者主権. 岩波新書, 2003.
24) 浦河べてるの家：べてるの家の「非援助論」——そのままでいいと思えるための25章——. 医学書院, 2002.

第4章
1) 浅野弘毅：統合失調症の快復——「癒しの場から」——. 批評社, 2005.
2) 古屋龍太：退院・地域移行支援の現在・過去・未来——長期入院患者の地域移行は、いかにして可能か. 精神医療（第4次）, 57; 14-15, 2010.
3) 古屋龍太：退院・地域移行支援の現在. 精神医療（第4次）, 57; 4, 2010.
4) 東京都地域精神医療業務研究会編：東京精神病院事情（第3版）. 東京都地域精神医療業務研究会, 1997.
5) 浅野弘毅：戦後精神医療論争を踏まえた精神医療福祉の現在. 病・地域精医, 46; 361-366, 2003.
6) 日本精神保健福祉士協会編：精神障害者地域移行支援特別対策事業～地域体制整備コーディネーター養成研修テキスト～. 社団法人日本精神保健福祉士協会, 2009.
7) Ragins, M.（前田ケイ監訳）：リカバリーへの道. 金剛出版, 2005.
8) 田島明子：障害受容再考——「障害受容」から「障害との自由」へ. 三輪書店, 2009.
9) 柏木昭, 佐々木敏明, 荒田寛：ソーシャルワーク 協働の思想——"クリネー"から"トポス"へ. へるす出版, 2010.

第5章
1) 浅野弘毅：開放化運動の思想と実践. 精神医療（第4次）, 33; 24-31, 2004.
2) 仙台市デイケアセンター 10周年記念誌：広瀬川のほとりから——こころのケア10年史. 1993.
3) 仙台市健康福祉局障害者支援課：精神保健福祉ハンドブック2013（平成25）年度版. 2013.
4) 芳賀幸彦, 佐原美智子：地域とともに歩んできた精神科クリニック——仙台・原クリニック（新・ルポ精神保健改革Vol5）. 精神医療（第4次）, 42; 87-98, 2006.
5) 東北福祉大学せんだんホスピタル：創立10周年の記録. 2018（印刷中）.
6) 伊藤哲寛：退院支援施設問題——中間施設論争と障害者の権利保障——. 精神経誌,

110; 405-410, 2008.

7) 将来ビジョン戦略会議報告書：我々の描く精神医療の将来ビジョン．日本精神科病院協会，2012.

第6章

1) 稲地聖一：高茶屋病院における開放化の経緯．精神医療，8 (4); 2-17, 1979.

2) Arrighi, G., Hopkins, T. K., Wallerstein, I.（太田仁樹訳）：反システム運動．大村書店，1992.

3) 藤澤敏雄：「生活療法」批判以後，2，武蔵療養所でみた生活療法．精神医療，8 (4); 109-118, 1979.

4) 藤澤敏雄：「生活療法」をうみだしたもの．精神経誌，75; 1007-1013, 1973.

5) 森山公夫：精神医療の本質．烏山病院問題資料刊行会編：烏山病院問題資料Ⅱ．治療管理社会を超えて，精神医療委員会，1984.

6) 小澤勲：「生活療法」をこえるもの．精神経誌，75; 1013-1018, 1973.

7) 藤澤敏雄：精神病院改革をはばむもの――「関係性」と「状況」の視点の欠落について――．精神医療，3 (2); 15-21, 1974.

8) 広田伊蘇夫：精神病院――その思想と実践――．岩崎学術出版社，1981.

9) 檀原暢：精神病院の開放化・自由化の再検討．日精協誌，16; 526-531, 1997.

10) 黒川洋治：精神科急性期治療病棟の現状と課題．日精協誌，18; 109-114, 1999.

11) 西尾雅明：脱施設化の理念とこれからの精神保健・医療・福祉機能分化の方向性．病・地域精医，45; 375-381, 2002.

12) 小林信子：包括的地域精神保健サービスと利用者のアドヴォカシー．病・地域精医，45; 450-455, 2002.

13) 中西正司，上野千鶴子：当事者主権．岩波新書，2003.

14) 浦河べてるの家：べてるの家の「非」援助論――そのままでいいと思えるための25章――．医学書院，2002.

第7章

1) 藤澤敏雄：偏見と精神医療（その1）．精神医療，1 (1); 42, 1970.

2) 藤澤敏雄：精神医療と社会．精神医療委員会，1982.

3) 小林八郎ほか：レクリエーション療法．日本医事新報，1662号，1956.

4) 浅野弘毅：戦後精神医療論争小史（第1回）――「生活療法」論争――．精神保健福祉，37; 182-183, 2006.

5) 浅野弘毅：統合失調症の快復――「癒しの場」から――．批評社，2005.

6) 藤澤敏雄：増補新装版　精神医療と社会．批評社，1998.

7) 藤澤敏雄：生活療法と生活臨床――精神病院批判の視点――．精神医療，2 (1); 9-14,

1971.

8) 小林八郎：生活療法批判の批判．①～④．日本精神病院協会月報，173，187，191，203，1976 ～ 1978.

9) 浅野弘毅：精神医療論争史——わが国における「社会復帰」論争批判——．批評社，2000.

10) 藤澤敏雄：精神病院改革をはばむもの——「関係性」と「状況」の視点の欠落について——．精神医療，3 (2); 15-21，1974.（「精神医療改革をはばむもの」と改題して2)に所収）

第8章

1) 日本精神病理・精神療法学会討論集会実行委員会：精神科医にとって精神病理学および精神療法とは何か——現代日本の危機的医療状勢の中で考える——．1969年10月．

2) 日本精神病理・精神療法学会討論集会実行委員会：日本精神病理・精神療法第6回大会に向けて．1969年10月．

3) 森山公夫：松本雅彦君、ご苦労様でした．精神医療（第4次），80; 134-136，2015.

4) 雑報：現象学および現存在分析をめぐる会．精神経誌，62; 2180，1960.

5) 中井久夫：井村恒郎先生．懸田克躬編：井村恒郎・人と学問，pp262-270，みすず書房，1983.

6) 野間俊一：人間学は精神医学の方法論たりうるのか．臨床精神病理，36; 60-65，2015.

7) 八木剛平：現代精神医学定説批判——ネオヒポクラティズムの眺望——．金原出版，2005.

8) 松本雅彦，中山宏太郎，新井清：精神科医はいかにあるべきか——現代日本の精神科医療情勢のなかで考える——．精神医学，12; 88-95，1970.

9) 土居健郎：討論を顧みて．精神医学，12; 121-123，1970.

10) 松本雅彦："「甘え」の構造"における土居健郎氏を批判する．精神医療，2 (1); 92-94，1971.

11) 小木貞孝：学問の両極性と精神医療の実存的契機．精神医学，12; 102-104，1970.

12) 松本雅彦：精神医療の中の精神病理学・精神療法——病者の処遇と治療との間で．精神医療，18 (1); 23-28，1989.

13) 塚崎直樹：松本論文へのコメント——一匹の羊について——．精神医療，18 (3); 36-39，1989.

14) 中安信夫：虚飾と徒花——「精神病理学vs生物学的精神医学」に寄せて——．臨床精神病理，14; 205-212，1993.

15) 松本雅彦：一編集子の回顧——臨床と精神病理学のはざまで——．臨床精神病理，14; 347-348，1993（松本雅彦「言葉と沈黙——精神科の臨床から」（日本評論社，2008年）所収）．

16) 松本雅彦：日本の精神医学この50年．みすず書房，2015．

17) 松本雅彦：精神病理学とは何だろうか．悠久書房，1987（増補改訂版　精神病理学とは何だろうか．星和書店，1996）．

18) 松本雅彦：こころのありか——分裂病の精神病理．日本評論社，1998．

19) 松本雅彦：日本精神病理・精神療法学会第6回大会．精神医療，10 (1); 37，1981．

第9章

1) 小熊英二：1968（下）——叛乱の終焉とその遺産．新曜社，2009．

2) 石井保男：わが青春の国際学連——プラハ1959 ～ 1968．社会評論社，2010．

3) 小熊英二：1968（上）——若者たちの叛乱とその背景．新曜社，2009．

4) 星陵戦線編集委員会：星陵戦線　創刊号．1970．

5) 渡辺瑞也：いわゆる"精神科問題"について～昭和40年代における東北大学医学部精神科医局闘争の記録～．東北精神医療，26; 71-106，1998．

6) 田原明夫：青医連運動と金沢学会．精神医療，18 (1); 39-43，1989．

7) 日本精神神経学会：第66回日本精神神経学会議事録．精神経誌，71; 1029-1206，1969．

8) 藤澤敏雄：金沢学会と精神医療改革運動の展開．精神医療，18 (1); 9-22，1989．

9) 関西精神科医師会議：学会を告発する～第66回日本精神神経学会総会に向けて～．1969年5月．

10) 小澤勲：金沢学会闘争．精神医療，10 (1); 38-39，1981．

11) 小澤勲：金沢学会——医局講座制解体闘争と収容所的精神病院解体闘争の出発点．精神医療，18 (1); 73-78，1989．

12) 森山公夫：狂気の軌跡——構造論的歴史主義の視座．岩崎学術出版社，1988．

13) 富田三樹生：学会運動と東大精神科の20年．富田三樹生：東大病院精神科の30年，青弓社，2000，所収．

付記　9) は松本雅彦氏よりご教示を受けました．記して感謝申し上げます．

第11章

1) Mullen, P. E.（高木俊介ほか訳）：危険性、リスク、確率の予測．（Gelder, M. G.：New Oxford Textbook of Psychiatry, pp2066-2076, Oxford University Press,）2000．

2) Steadman, H. J.（吉田哲雄訳）：危険性の予測；信じられていることと真実．精神経誌，90; 254-258，1988．

3) 伊賀興一：処遇法案は刑事司法の危機を招く．足立昌勝編著：Q&A心神喪失者等処遇法．現代人文社，2002．

4) 八尋光秀：「再犯のおそれ」を理由にした強制隔離は憲法に違反しないか．福祉労働，95; 25-34，2002．

5) 池原毅和：刑法の責任主義と「裁判を受ける権利」をめぐって．福祉労働，95; 65-73，

2002.

6）加藤久雄：「精神障害」被疑者に対する起訴猶予処分の再検討．法と精神医療，6；24-44，1993．

7）浅野弘毅：司法精神鑑定のアポリア．精神科治療学，17；439-441，2002．

8）中島直：拘置所・一般刑務所における精神科医療．精神医療（第4次），26；22-30，2002．

第12章

1）浅野弘毅：精神科デイケア学——治療の構造とケアの方法．M.C.ミューズ，2015．

2）広井良典：ケアを問いなおす——〈深層の時間〉と高齢化社会．ちくま新書，1997．

3）Meyeroff, M.（田村真，向野宣之訳）：ケアの本質——生きることの意味．ゆみる出版，2006．

4）Brugère, F.（原山哲，山下りえ子訳）：ケアの倫理——ネオリベラリズムへの反論．文庫クセジュ，2014．

5）森村修：ケアの倫理．大修館書店，2000．

6）上野千鶴子：ケアの社会学——当事者主権の福祉社会へ．太田出版，2011．

7）上野千鶴子：ケアされるということ——思想・技法・作法．上野千鶴子ほか編：ケアその思想と実践　3　ケアされること，pp1-33，岩波書店，2008．

8）渡辺俊之：ケアの心理学——癒しとささえの心をさがして．KKベストセラーズ，2001．

9）Kleinman, A.（皆藤章編・監訳）：ケアをすることの意味——病む人とともに在ることの心理学と医療人類学．誠信書房，2015．

10）高畠克子：「心の居場所」を求めて．精神医療（第4次），80；123-125，2015．

11）田島明子：障害受容再考——「障害受容」から「障害との自由」へ．三輪書店，2009．

12）田島明子編著：障害受容からの自由．シービーアール，2015．

初出一覧

第1部　精神医療から精神福祉へ

第1章

①精神医療から精神福祉へ——戦後の論争をふり返って——．精神神誌，108; 832-837，2006.

②戦後精神医療論争小史（第3回）——「中間施設」論争——．精神保健福祉，38; 88-89，2007.

③続・戦後精神医療論争小史（第3回）——「精神障害者福祉法」論争．精神保健福祉，39; 152-153，2008.

第2章

精神科医と精神保健福祉士のダイアローグ——歴史・状況・関係性——．精神保健福祉，40; 27-30，2009.

第3章

①戦後精神医療論争を踏まえた精神医療福祉の現在．病・地域精医，46; 361-366，2003.

②続・戦後精神医療論争小史（第1回）——「地域精神医学会」論争——．精神保健福祉，38; 410-411，2007.

第4章

「社会的入院」患者の退院促進と権利擁護．社会福祉研究，109; 56-65，2010.

第5章

精神科病院に「住む」ということ——「病床転換型居住系施設」構想批判．現代思想，42(8); 98-104，2014.

第2部　精神医療の変革運動

第6章

①開放化運動の思想と実践．精神医療（第4次），33; 24-31，2004.

②続・戦後精神医療論争小史（第2回）——「病院開放化」論争．精神保健福祉，39; 70-71，2008.

コラム2

東北精神科医療従事者交流集会の10年．精神医療，11; 493-496，1983

第7章

藤澤敏雄論——「生活療法」批判を中心に——．精神医療別冊，pp81-88，2010.

第8章
わが国における人間学派の系譜——松本雅彦の「1968年」. 精神医療（第4次），81; 67-75, 2016.

第9章
未完の盟約——ひとつの1968年論. 精神医療（第4次），60; 82-90, 2010.

第10章
司法精神鑑定のアポリア. 精神科治療学，17; 439-441, 2002.

第11章
心神喪失者医療観察法案をめぐって. 仙台市医師会報，458; 3-7, 2002.

コラム3
戦後精神医療論争小史（第4回）——「保安処分」論争——. 精神保健福祉，38; 166-167, 2007.

第3部　ケアの精神医学

第12章
デイケアの課題と期待するもの——脆弱性に応答する責務. 精神医療（第4次），89; 12-19, 2018.

コラム4
続・戦後精神医療論争小史（第4回）——「精神科デイケア」論争. 精神保健福祉，39; 336-337, 2008.

（いずれも単行本に収載するにあたり大幅な加筆と修正を加えてあることをお断りします。）

あとがき
●精神医療のリトルネロ

『精神医療論争史——わが国における「社会復帰」論争批判——』を上梓してからもう18年になります。前著は福祉系大学等で副読本として活用していただき、おかげさまで何度か増刷を重ねることができました。その後、いつの日か続編を書きたいものだとこころに掛けておりましたが、生来の怠惰に加えて、東日本大震災後、健康を害し思いもかけない病いを得てしまい、延び延びになっておりました。

近頃、かつての精神医療の変革運動が「大いなる無駄であった」とか「日本の精神医療に何の改善ももたらさなかった」などと断じるいくつかの見解に接し、当時の議論を光と影を含めて記しておく必要があると思い定め、急遽本書をまとめてみました。

過去と現在は前方にあって見ることができるが、見ることのできない未来は背後にあると、古代ギリシアでは考えられていたと言います（堀田善衛『未来からの挨拶』）。「未来」を見据えるためにこそ、「過去」の論争をたどっておく必要がありそうに思います。

いくつかの論争をふりかってみれば「いつかした議論」の反復（リトルネロ）であることにあらためて気づかされます。願わくは"らせん状"の発展であれかしと祈る次第です。

本書の性質上、議論を進める上で必要なかぎりで、前著と一部重複する表現がでてきましたことをご海容いただきたいと思います。

このたびも批評社のスタッフの皆さんにお世話になりました。記して感謝を申し上げます。

2018年9月9日　　50年目の秋に　　　　　　　　　　　　　　著者

著者略歴

●浅野弘毅 (あさの・ひろたけ)

1946年宮城県生まれ。東北大学医学部卒業。仙台市デイケアセンター所長、仙台市太白保健所長、仙台市立病院神経精神科部長、認知症介護研究・研修仙台センター副センター長、東北福祉大学教授兼東北福祉大学せんだんホスピタル院長を経て、現在、東北福祉大学せんだんホスピタル名誉院長。日本精神神経学会理事、日本デイケア学会副理事長、日本社会精神医学会理事、宮城県精神医療審査会会長、仙台市精神保健福祉審議会会長などを歴任。著書に『精神医療論争史』『統合失調症の快復』『ゆらぐ記憶』『こころの診療雑記』(以上、批評社)、『声と妄想——臨床精神病理論文集成』(医学出版社)、『精神科デイケア学』(M.C.ミューズ)ほか。

メンタルヘルス・ライブラリー ㊵

精神医療運動史
——精神医療から精神福祉へ

2018年10月10日 初版第1刷発行

著 者●浅野弘毅
発行所●批 評 社
   東京都文京区本郷1-28-36 鳳明ビル 〒113-0033
   Phone. 03-3813-6344 Fax. 03-3813-8990
   振替 00180-2-84363
   e-mail book@hihyosya.co.jp
   http://hihyosya.co.jp

制 作●字打屋
印 刷
製本所●モリモト印刷㈱

ISBN978-4-8265-0686-1 C3047
© Asano Hirotake
2018 Printed in Japan

乱丁本・落丁本は小社宛お送り下さい。送料小社負担にて、至急お取り替えいたします。

JPCA 日本出版著作権協会
http://www.jpca.jp.net

本書は日本出版著作権協会(JPCA)が委託管理する著作物です。本書の無断複写などは著作権法上での例外を除き禁じられています。複写(コピー)・複製、その他著作物の利用については事前に日本出版著作権協会(電話03-3812-9424 e-mail:info@jpca.jp.net)の許諾を得てください。